W0254161

Springer

Berlin
Heidelberg
New York
Barcelona
Budapest
Hongkong
London
Mailand
Paris
Santa Clara
Singapur
Tokio

H.-J. Kock K.P. Schmit-Neuerburg

Thromboseprophylaxe bei ambulanten Patienten mit Gipsimmobilisation

Mit 18 Abbildungen, 18 Tabellen

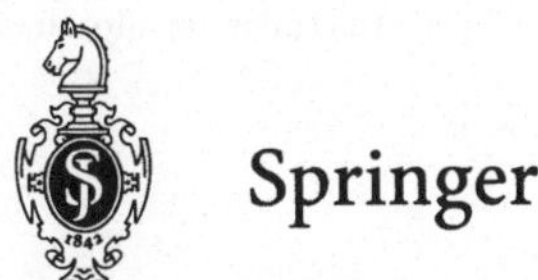

Springer

Privat-Dozent Dr. med. H.-J. Kock
Universitätsklinik der RWTH Aachen
Unfallchirurgie - Chirurgische Klinik
Pauwelsstraße 30
D-52074 Aachen

Professor Dr. K. P. Schmit-Neuerburg
Universitätsklinik der Gesamthochschule Essen
Abteilung für Unfallchirurgie
Hufelandstraße 55
D-45147 Essen

ISBN-13: 978-3-642-93579-4 e-ISBN-13: 978-3-642-93578-7
DOI: 10.1007/978-3-642-93578-7

Deutsche Bibliothek - CIP-Einheitsaufnahme
Kock, Hans-Jürgen: Thromboseprophylaxe bei ambulanten Patienten mit Gipsimmobilisation / Autoren: H.-J. Kock; K.-P. Schmit-Neuerburg. - Berlin; Heidelberg; New York; Barcelona; Budapest; Hongkong; London; Mailand; Paris; Santa Clara; Singapur; Tokio: Springer, 1998

Softcover reprint of the hardcover 1st edition 1998

Umschlaggestaltung: Design & Production GmbH, Heidelberg
Satz: K+V Fotosatz GmbH, Beerfelden

SPIN 10634657 24/3137-5 4 3 2 1 0 - Printed on acid-free paper

Vorwort

Die im Jahre 1989 aufgekommene Diskussion um die Notwendigkeit einer medikamentösen Thromboseprophylaxe bei ambulanten Patienten mit Gipsimmobilisation der unteren Extremität hat wie kaum ein anderes Thema in den letzten Jahren Widerspruch und kontroverse Ansichten in der Ärzteschaft hervorgerufen. Dabei wurden nicht selten medizinische Überlegungen aus Furcht vor juristischen Konsequenzen einer unterlassenen Thromboseprophylaxe außer Acht gelassen. Es ist daher das erklärte Ziel der vorliegenden Arbeit, den seit der Erfindung der Gipsbehandlung gesicherten Wissensstand über die Thrombosehäufigkeit, die apparative Diagnostik tiefer Beinvenenthrombosen und die Möglichkeiten zur Thromboseprophylaxe aufzuzeigen und zu diskutieren. Darüber hinaus dient ein experimenteller Ansatz zur Klärung der Frage, welche Rolle der Immobilisation bei der Thromboseentstehung nach Unfallverletzungen zukommt. Schließlich wird in einer Kosten-Nutzen-Analyse die generelle medikamentöse Thromboseprophylaxe bei ambulanten Patienten unter den Gegebenheiten des jetzigen Gesundheitswesens in Deutschland kritisch diskutiert.

Wir hoffen, daß durch die vorliegende Synopsis der langjährig geführten Diskussion um die Thromboseprophylaxe bei ambulanten Patienten die wissenschaftliche Basis für eine weite Indikation zur medikamentösen Thromboseprophylaxe bei diesen Unfallverletzten belegt wird, die das konkrete Thromboserisiko des einzelnen Patienten mitberücksichtigt.

Aachen und Essen
im Juni 1997

H.-J. Kock
K. P. Schmit-Neuerburg

Danksagung

Dem Direktor der Angiologischen Klinik und Poliklinik der Universitätsklinik Essen, Herrn Prof. Dr. med. G. Rudofsky, gilt unser Dank für die gute interdisziplinäre Zusammenarbeit im Rahmen des gemeinsamen Forschungsprojektes.

Besonderer Dank gilt dem Leitenden Oberarzt der Abteilung für Unfallchirurgie der Universitätsklinik Essen, Herrn Dr. med. J. Hanke, für seine umfassende Hilfe bei der Planung und Durchführung der klinischen Studie.

Frau Dr. med. A. Hackmann, Frau Dr. med. A. Terwort, Herrn Dr. med. M. Althoff und Herrn Dr. med. K. Küllmer sei für die Unterstützung bei der Datenerfassung und die Hilfe bei den angiologischen Untersuchungen gedankt.

Den Dokumentationsassistentinnen Frau S. Hartung, Frau M. Aufmkolk, Frau G. Ohse sowie Frau M. Rensing und vor allem Herrn Dipl. math. H. Hirche danken wir sehr für die biometrische Betreuung der Untersuchungen und für die Hilfe bei den statistischen Auswertungen.

Herrn J. Steinjan, der in seiner Funktion als leitender Pfleger der Unfallambulanz die klinischen und experimentellen Untersuchungen stets hilfreich förderte und so sehr zum Gelingen der Untersuchungen beitrug, sei stellvertretend für alle Mitarbeiter der Abteilung für Unfallchirurgie für die Unterstützung der Arbeit herzlich gedankt.

Gedankt sei auch den Herren Dr. med. H. Wolf und Dr. med. U. Spannagel von der Firma Novartis, Nürnberg, für die Drittmittelförderung der klinischen Untersuchungen zur Durchführung der medikamentösen Thromboseprophylaxe mit niedermolekularem Heparin sowie dem Springer-Verlag, Heidelberg, für die Herstellung dieses Buches.

Inhaltsverzeichnis

KAPITEL 1

Einleitung

Die schicksalshafte Verknüpfung von Knochen- und Weichteilverletzungen mit der Thromboseentstehung sind in der Medizin bereits seit der Mitte des 19. Jahrhunderts bekannt [Bruns 1886]. Als Hauptursache für die hohe Thromboseinzidenz bei Unfallverletzten ist die Verknüpfung der bekannten thrombogenen Faktoren Trauma, Immobilisation und/oder Operation mit individuellen Risikofaktoren für die Thromboseentstehung anzusehen [Schmit-Neuerburg 1991]. Seit den 70er Jahren dieses Jahrhunderts hat sich daher bei unfallchirurgischen und orthopädischen Patienten mit operativen Eingriffen am Bewegungsapparat eine generelle perioperative Thromboseprophylaxe bei den im Rahmen des stationären Aufenthaltes immobilisierten Patienten durchgesetzt [Buff 1980, Klempa 1992].

Die erst seit Ende der 80er Jahre dieses Jahrhunderts gestellte Frage nach der Notwendigkeit einer Thromboseprophylaxe bei ambulanten Patienten mit Gipsimmobilisation wurde im Gegensatz zur stationär akzeptierten medikamentösen Prophylaxe von vielen Ärzten abgelehnt und wird seither kontrovers diskutiert [Schmit-Neuerburg 1991]. Den eigentlichen Anstoß zur Erörterung der Frage nach der ambulanten Thromboseprophylaxe gab die Beobachtung einer Häufung der Anzeigen von Behandlungsfehlern im Zusammenhang mit ambulant aufgetretenen tiefen Beinvenenthrombosen und auch tödlichen Lungenembolien bei der Gutachterkommission der Ärztekammer Nordrhein [Carstensen 1990, 1993 a]. Während in der Diskussion von den Befürwortern einer ambulanten Thromboseprophylaxe die ihnen empirisch seit langem bekannte Häufung von tiefen Beinvenenthrombosen während der ambulanten Gipsbehandlung angeführt wurde, wiesen die Kritiker einer generell auf den ambulanten Bereich ausgeweiteten Thromboseprophylaxe auf bisher fehlende prospektive, kontrollierte Studien zur Thrombosehäufigkeit und zur Wirksamkeit einer medikamentösen Thromboseprophylaxe im ambulanten Bereich hin [Schmit-Neuerburg und Kock 1991, Börner 1994, Schmidt und Hackenbroch 1995, Eisele und Kinzl 1996]. Die Kernpunkte dieser Diskussion waren die Fragen, ob der „stets ambulante" Unfallpatient mit mittlerem oder hohem Thromboembolierisiko infolge Verletzung, Immobilisation oder beim Vorliegen weiterer Risikofaktoren in die medikamentöse Thromboseprophylaxe einbezogen werden sollte und ob der junge, sportliche Patient ohne Risikofaktoren ebenfalls einer medikamentösen Thromboseprophylaxe bei Gipsimmobilisation bedürfe.

In einem Expertengespräch am 13. Januar 1990 in Essen wurden die anläßlich der 53. Jahrestagung der Deutschen Gesellschaft für Unfallchirurgie

1989 in Berlin diskutierten Empfehlungen präzisiert und später mehrfach publiziert [Schmit-Neuerburg 1990, 1991]. Als Reaktion auf diese Empfehlung wurde die Diskussion und der zum Teil rege Widerspruch gegen die Ausweitung der Thromboseprophylaxe erneut angefacht. Diese Reaktion veranlaßte eine weitere öffentliche Diskussion am 20. Oktober 1990 in Essen mit dem Ziel der Überprüfung des gegenwärtigen Standes der Erkenntnisse über Thrombosehäufigkeit, apparative Diagnostik und praktische Erfahrungen mit der ambulanten Thromboseprophylaxe (s. Anhang). Auch diese und weitere Diskussionen ergaben mangels entsprechender Studien bisher keinen Konsens über die Empfehlung einer generellen Thromboseprophylaxe für ambulante Patienten [Schmit-Neuerburg und Kock 1991, Börner 1994].

Trotz der nun seit 8 Jahren in Deutschland kontrovers geführten Diskussion über die Notwendigkeit einer ambulanten medikamentösen Thromboseprophylaxe bei Gipsimmobilisation der unteren Extremität wurde diese in letzter Zeit zunehmend für sinnvoll erachtet und empfohlen [Schmit-Neuerburg 1990, Ahlers und Karnovsky 1993, Koppenhagen und Häring 1992, 1995; Nicolaides 1992, Kujath 1995, Kujath und Häring 1995]. Eine Anzahl retrospektiv und in jüngster Zeit auch prospektiv durchgeführter Untersuchungen zur Thromboseinzidenz bei Gipsimmobilisation stationärer und ambulanter Patienten konnte die bisher überwiegend empirische Einschätzung des Thromboserisikos bei diesen Patienten nur bestätigen [Zagrodnik und Kaufner 1990, Kujath et al. 1992, Gehling et al. 1994, Kock et al. 1995]. Dennoch stehen weiterhin nur lückenhafte Erkenntnisse über die pathophysiologischen Grundmechanismen der Thromboseentstehung im Gipsverband und die Rolle individueller Risikofaktoren beim Auftreten dieser Thrombosen zur Verfügung. Die mit der Diskussion um die ambulante Thromboseprophylaxe verbundenen Antworten auf die Kernfragen – Indikation, Wirksamkeit, Komplikationen, Akzeptanz und juristische Konsequenzen – konnten daher nur unzureichend beantwortet werden [Börner 1994, Ulsenheimer 1997].

1.1 Historisches über Gipsverband und Thromboembolie

Die heute noch gültigen wissenschaftlichen Erkenntnisse über die Entstehung von Thrombosen und Embolien sowie deren Nachweis und Prophylaxe einerseits und die Entwicklung und Verbreitung des Gipsverbandes in seiner heutigen Form andererseits haben beide ihre Ursprünge in der Mitte des 19. Jahrhunderts. Auf den medizingeschichtlichen Hintergrund bis zur Gegenwart soll hier unter Bezugnahme auf einschlägige Werke [Valentin 1956, Peltier 1990, Voigt 1994, Ratnoff 1994] nur verkürzt eingegangen werden.

Die Verwendung des Begriffes „Thrombose" geht der Überlieferung nach auf GALEN (129–199) zurück und wurde in der Mitte des 19. Jahrhunderts von R. VIRCHOW (1821–1902) als eine „wirklich an Ort und Stelle geschehene Gerinnung des Blutes" definiert [Virchow 1856]. In einer Zusammenstellung und Wertung der wissenschaftlichen Erkenntnisse seiner Zeit beschrieb Virchow darüber hinaus in der nach ihm benannten Trias:

1) Erscheinungen der Reizung des Gefässes und seiner Nachbarschaft

2) Erscheinungen der Blutgerinnung
3) Erscheinungen der Unterbrechung des Blutstromes

„Sonderbarerweise waren die Letzteren, welche den herrschenden Voraussetzungen nach die bedeutendsten hätten sein sollen, die unbedeutendsten; ..." [Virchow 1856]. Mit besonderer Aktualität für die momentane Diskussion um die Thromboseprophylaxe beschrieb Virchow erstmals auch die tödliche Lungenembolie als Folge der Thrombose am Beispiel einer aufgrund einer wegen einer Schenkelhalsfraktur immobilisierten Patientin.

Thrombose und Embolie erlangten in der Folgezeit durch den Aufschwung der Chirurgie in der zweiten Hälfte des vergangenen Jahrhunderts einen hohen klinischen Stellenwert. Dennoch beschränkte sich die Anwendung der mit der Virchowschen Trias gewonnenen wissenschaftlichen Erkenntnisse zunächst auf die Erfassung der Zusammenhänge zwischen Erkrankungen und Thrombosen sowie den oft tödlich verlaufenden Lungenembolien [Ernst 1988]. In dieser historischen Phase des empirischen Erkenntnisgewinns berichtete *Bruns* in Tübingen 1886 bereits über „Die üblen Zufälle und Folgezustände der Knochenbrüche und deren Behandlung", die nach seiner Ansicht „mit der Fractur selbst in direktem Zusammenhang stehen, also gewissermaßen specifischer Art sind" [Bruns 1886]. Wegen der langanhaltenden Gültigkeit dieser klinischen Beobachtungen für den Wissenstand um die Thromboembolie-Entstehung in der Chirurgie soll nachfolgend das Kapitel über Thrombosen aus der Bruns-Frakturenlehre ausführlich zitiert werden:

„ ... Als eine weitere Folge von Gefässverletzungen bei Knochenbrüchen reihen wir hier noch die V e n e n t h r o m b o s e an. Obgleich dieselbe als Complikation von Fracturen bisher in der deutschen Literatur fast gar keine Beachtung gefunden hat, liegt ihre praktische Bedeutung nicht blos darin, dass sie eine schwere Funktionsstörung des verletzten Gliedes bedingt, die selbst nach der Consolidation des Bruches noch lange Zeit fortzubestehen pflegt, sondern auch darin, dass sie die Gefahr plötzlich auftretender schwerer Zufälle und selbst eines momentanen Todes mit sich bringt.

§ 297. Fragen wir zunächst nach der Häufigkeit des Vorkommens der Venenthrombose bei Fracturen, so unterliegt es wohl keinem Zweifel, dass sie in beschränkter Ausdehnung und ohne merkliche Erscheinungen hervorzurufen, bei der Mehrzahl der Fracturen in der Umgebung der Bruchstelle sich vorfindet. Bestimmte Angaben lassen sich allerdings hierüber nicht machen, da eben bei den Autopsien auf das Verhalten der Venen nicht geachtet zu werden pflegt. Dass aber auch ausgedehnte Thrombosen häufig vorkommen, selbst ohne äusserlich wahrnehmbare Erscheinungen, geht aus den Angaben von Durodié[1]) hervor, der bei 8 Autopsien, die zwischen dem 5. und 30. Tage nach der Fractur vorgenommen wurde, jedesmal Thromben in den tieferen Venen nachweisen konnte, die sich zuweilen bis in die grossen Venenstämme fortgesetzt hatten.

Um nun die Häufigkeit der Thrombose bei den einzelnen Fracturen zu ermitteln, habe ich 53 Fälle zusammengestellt, bei denen das Vorhandensein ausgedehnter Thrombosen theils durch die klinische Untersuchung, theils durch die Sektion festgestellt worden ist. Von diesen 53 Fällen kommt die grosse Mehrzahl auf die Fracturen der unteren Extremität (44 Fälle), und zwar vorwiegend die des Unterschenkels (32 Fälle), während auf die Fracturen an den oberen Extremitäten nur 9 Fälle treffen, nämlich 6 auf die des Oberarmes, 2 auf die des Vorderarmes und 1 Fall auf die Fractur des Schlüsselbeins. Sämmtliche Fälle, mit Ausnahme von dreien betreffen subcutane Fracturen. Bezüglich Lebensalter ergibt sich, dass sich die Fälle ziemlich gleichmässig auf das 4., 5., 6. und 7. Jahrzehnt vertheilen, während das 3. Dezennium mit 3 Fällen, das 1. und 2. gar nicht vertreten sind.

§ 298. Hinsichtlich der A e t i o l o g i e der Thrombose lassen die obigen Zahlenangaben nicht nur eine ausgesprochene Prädispositon der Brüche der unteren Extremität, speciell des

[1] Durodié, Étude sur les thromboses et l'embolie veineuses dans les contusions et les fract. Paris 1974

Unterschenkels, sondern auch die vorgerückteren Lebensalters erkennen. Offenbar wird die Thrombose einestheils dadurch begünstigt, dass am Unterschenkel eine grössere Anzahl von Venenstämmen in unmittelbarer Nähe der Knochen vorhanden ist, anderentheils dadurch, dass bei älteren Personen häufig schon vorher Cirkulationsstörungen bestehen, die sich gerade am Unterschenkel besonders geltend machen, wie namentlich variköse Erweiterung der Venen, atheromatöse Entartung der Arterien und Herzdegeneration; in der That finden sich auch letztere Affektionen mehrfach in den Sektionsprotokollen notirt. Hiezu kommt noch als weiteres prädisponirendes Moment die anhaltende Ruhelage des gebrochenen Gliedes, da bekanntlich der venöse Rückfluss durch die Muskelaktion befördert wird.

Die unmittelbare Ursache der Thrombose ist entschieden gewöhnlich in der Verletzung oder Compression der Venen in der Nachbarschaft der Bruchstelle zu suchen. Die Verletzung geschieht durch die äussere Gewalt oder durch verschobene Bruchenden und Bruchsplitter und besteht in mehr oder weniger ausgedehnter Quetschung, Einreissung und Zerreissung der Venen, welche die Bildung von Thromben an den Verletzungsstellen zur Folge hat, die wiederum den Ausgangspunkt für fortgesetzte Gerinnungen bis in die grossen Venenstämme bilden. Oder die Ursache liegt in einer Compression der Venen, die wohl am häufigsten durch ein reichliches Blutextravasat in Verbindung mit der hinzutretenden diffusen ödematösen Schwellung der Weichteile bewirkt wird. Denn in den meisten Fällen sind ausdrücklich die Erscheinungen einer heftigen Contusion und eines reichlichen Blutextravasates erwähnt, und gerade in der unteren Partie des Unterschenkels, in welcher die Weichteile durch straffe Fascien eingescheidet sind, entsteht hierdurch leicht eine bedeutende Störung der Cirkulation, welche sich bis zur völligen Stase und Gerinnung in den comprimierten Venenstämmen steigern kann. Außerdem geschieht die Compression der Venen auch hier und da durch dislocierte Bruchenden und Bruchsplitter oder endlich, wie in einem von Kulenkampf (s.u. § 303) mitgeteilten Falle durch einen einschnürenden Verband. ...

§ 299. Gehen wir weiter auf den Sitz der Thrombose näher ein, so ergibt sich aus den uns vorliegenden 25 Sektionsprotokollen von Unterschenkelfracturen, die wir hier allein berücksichtigen wollen, die constante Thatsache, dass die oberflächlichen Venen an der Thrombose keinen Antheil haben, sondern stehts frei und durchgängig gefunden wurden. Es sind ausschliesslich die tiefen Venen, die Vv. tibial. ant. und post. und die Vv. peron. entweder einzeln oder insgesammt mit Thromben erfüllt, die bald nur einzelne Strecken, bald das ganze Gefäss bis in die peripheren Wurzeln und die einmündenden Muskeläste einnehmen. Gewöhnlich setzen sich die Thromben continuirlich oder mit Unterbrechung in die grossen Venenstämme fort, und zwar meist bis in die V. poplitea oder femoralis, zuweilen auch die V. iliaca ext. und commun., ja sogar bis in den Anfang der V. cava. Aus der Beschaffenheit und der Adhärenz der Thromben in den Venen des Unterschenkels ist wiederholt mit Bestimmtheit nachgewiesen, dass dieselben älter als die Thromben in den grossen Venenstämmen waren.

§ 300. Die Diagnose der Venenthrombose am Lebenden ist oft nicht mit voller Sicherheit zu stellen. Denn da der direkte Nachweis nur dann zu liefern ist, wenn man den thrombosirten Venenstamm als einen resistenten Strang palpiren kann, so ist dieser Nachweis bei allen tiefgelegenen Venen, namentlich des Unterschenkels, unmöglich, während er allerdings bei der V. cruralis und brachialis oft gelingt. Allein die Untersuchung selbst ist überdies mit der Gefahr verbunden, dass durch diese Manipulationen ein Thrombus von der Venenwand abgelöst oder zerdrückt und somit Veranlassung zur Embolie gegegen werden kann. Ist aus diesem Grunde bei der Untersuchung jedenfalls die grösste Vorsicht geboten oder führt sie auch zu keinem positiven Ergebniss, so lässt sich doch die Diagnose mit grösster Wahrscheinlichkeit stellen, sobald die Thrombose erhebliche Cirkulationsstörungen im Gefolge hat.

§ 301. Die häufigste Folge ausgedehnter Venenthrombose ist eine ödematöse Anschwellung des Gliedes. Dieselbe unterscheidet sich von dem gewöhnlich nach der Fracturheilung auftretenden Oedem dadurch, dass sie nicht erst nach der Abnahme des Verbandes, sobald der Gebrauch des Gliedes wieder aufgenommen wird, sich einstellt, sondern schon während der Heilung der Fractur und vor der Entfernung des Fracturverbandes. Aus der uns vorliegenden Casuistik ist zu entnehmen, dass das Auftreten des Oedems meist in der 2.–4. Woche nach der Verletzung beobachtet worden ist. Das Oedem pflegt sich über die ganze Extremität zu erstrekken, bewirkt eine oft sehr bedeutende Volumzunahme desselben und zeichnet sich überdies durch seine Härte, geringere Eindrückbarkeit und insbesondere durch grosse Hartnäckigkeit aus, so dass es meist mehrere Wochen und Monate nach der Heilung des Bruches noch fortbesteht. In der Folge der bedeutenden Anschwellung, die an der unteren Extremität beim Stehen und Gehen sich noch vermehrt, wird natürlich auch die Wiederherstellung der Gebrauchsfähigkeit des Gliedes lange Zeit verzögert. ...

§ 302. Viel seltener ist eine andere Folge der Venenthrombose, nämlich die L u n g e n- und H e r z e m b o l i e, die häufig plötzlichen Tod während oder nach einem übrigens ganz ungestörten Heilungsverlaufe zur Folge hat. ...

§ 306. Die grossen Gefahren, welche die Venenthrombose durch ihre eben geschilderten Folgezustände in sich birgt, erheischen dringend gewisse prophylaktische Massregeln.

Um der Venenthrombose vorzubeugen, ist es namentlich bei älteren Personen mit Unterschenkelbrüchen angezeigt, die Cirkulation in dem gebrochenen Gliede auf jede Weise zu befördern, insbesondere durch geeignete Lagerung des Gliedes und sorgfältige Vermeidung jedes Druckes und jeder Einschnürung von Seiten des Verbandes. Ausserdem muss unter Umständen die Herzaktion durch kräftige Diät und Stimulantien angeregt werden.

Liegt bereits der Verdacht auf ausgedehntere Venenthrombose vor, so ist eine möglichst absolute Ruhe des betreffenden Gliedes sowohl als des Kranken überhaupt unerlässlich, um der Gefahr der Losreissung und Verschleppung von Gerinnseln entgegen zu wirken. Man vermeide sorgfältig alle brüsken Bewegungen bei der Untersuchung sowie bei der Anlegung und dem Wechsel des Verbandes, man vermeide alle Durchtastungen im Verlauf der Venen und hauptsächlich jede Anwendung der Massage. Ebenso ist sorgfältig darauf zu achten, dass der Kranke selbst sich vor jeder körperlichen Anstrengung hüte und bei Fracturen an der unteren Extremität das Bett nicht eher verlässt, bis die Gefahr der Embolie voraussichtlich vorüber ist, also nach den bisherigen Erfahrungen erst nach Ablauf von 10 Wochen. "
[Bruns 1886].

Zusammenfassend war demnach bereits vor mehr als 100 Jahren die Thrombosehäufung nach Unfällen, die Bedeutung des lokalen Traumas für die Thromboseentstehung vor allem am Unterschenkel sowie die Bedeutung des Alters des Patienten als ein Risikofaktor für die Häufigkeit dieser Komplikation bekannt. Auch über die schwerwiegenden Folgen der Thrombose (Lungenembolie und postthrombotisches Syndrom) beim Unfallpatienten bestand bereits Klarheit. Darüber hinaus waren dem Chirurgen auch schon die Schwierigkeiten der klinischen Diagnostik von Thrombosen beim lebenden Unfallpatienten bekannt und prophylaktische Maßnahmen zur Verhinderung der Thromboseentstehung wurden dringend empfohlen.

In den nachfolgenden Jahrzehnten wurden diese Erkenntnisse um die schicksalshafte Verknüpfung von Trauma und Thromboembolien in der chirurgischen Literatur nahezu unverändert übernommen [Helferich 1910, K.H. Bauer 1927, Vance 1934]. Zudem konnten Zahlen zur Häufigkeit der thromboembolischen Komplikationen mangels klinischer Nachweismethoden nur vom Pathologen angegeben werden. Angesichts dieser historischen Entwicklung des Problembewußtseins früherer Chirurgengenerationen im Umgang mit den stets als schicksalshaft hingenommenen Venenthrombosen und Lungenembolien nach Unfällen verwundert die aktuelle Diskussion über die Bedeutung der ambulanten Thromboseentstehung im Gipsverband und die Möglichkeiten ihrer Verhinderung nicht. Vieles von dem, was in der Vergangenheit mit den zur Verfügung stehenden Methoden diagnostiziert wurde, scheint wieder in Vergessenheit geraten zu sein. Andere, nur scheinbar aktuelle Fragen sind mangels diagnostischer und therapeutischer Möglichkeiten seit nunmehr 150 Jahren noch immer ungelöst. Daher soll als Voraussetzung für das Studienkonzept „Ambulante Thromboseprophylaxe" kurz der Wissensstand über die Bedeutung immobilisierender Stütz- und Gipsverbände für die Thromboseentstehung rekapituliert werden.

Gipsverband

Der große Verdienst der Erfindung des Gipsverbandes in seiner heutigen Form kommt dem holländischen Militärarzt A. MATHYSEN (1805–1878) zu

[Monro 1936, Steudel 1947, Valentin 1956]. In seiner nur 19 Seiten umfassenden Beschreibung aus dem Jahr 1852 führte Mathysen an, daß er vor allem versucht habe eine gute Verbandsmethode für die auf dem Schlachtfeld Verwundeten zu finden [Mathysen 1852]. Die Mehrzahl dieser Schußverletzten hatte offene Frakturen erlitten, die einer speziellen Behandlung bedurften. Es war daher Mathysens Absicht eine immobilisierende Bandage zu erfinden, die den sicheren Transport des Patienten ermöglichen sollte. Die Anforderungen an die von ihm selbst entwickelte Bandage waren: 1. Die bequeme und sofortige Anwendbarkeit, 2. die schnelle Erhärtung, 3. die Möglichkeit des Zuganges zur Wunde für den Chirurgen, 4. die Anpassungsfähigkeit an Umfang und Form der Extremität, 5. die Beständigkeit gegen Eiter und Feuchtigkeit und 6., daß die Bandage weder zu schwer noch zu teuer sein dürfe [van Assen und Meyerding 1948].

Der Gipsverband wurde in den folgenden Jahren von den Militärs in Europa in großen Maßen angewendet [Valentin 1956]. Durch die rasch aufeinanderfolgenden Kriege in der zweiten Häfte des letzten Jahrhunderts (deutsch-dänischer Krieg 1864; preußisch-österreichischer Krieg 1866 und deutsch-französicher Krieg 1870/71) fand der Gipsverband in Deutschland eine weite Verbreitung. Auch die ambulante Behandlung von Sprunggelenksfrakturen und anderen Frakturen des Unterschenkels (Abb. 1) wurde bald populär [Krause 1891].

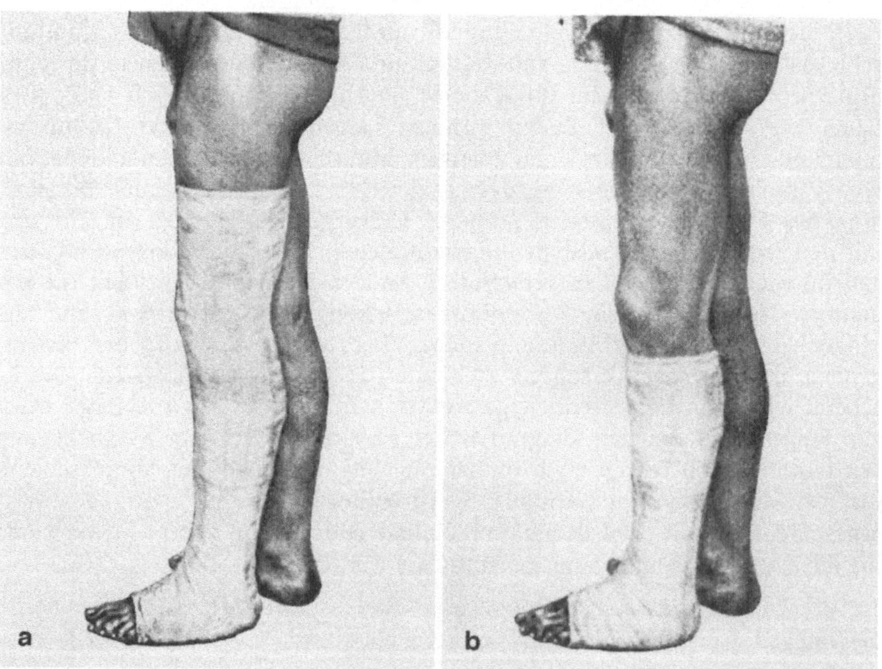

Abb. 1 a, b. Gehgipsverbände bei Frakturen oberhalb bzw. unterhalb der Mitte des Unterschenkels [aus Helferich 1910].

Bei der in bis daher nicht gekannten Ausmaßen erforderlichen Versorgung von Schußbrüchen und anderen Verletzungen im 1. Weltkrieg (1914–1918) kamen die vorteilhaften Eigenschaften des Gipsverbandes uneingeschränkt zur Anwendung. So konnten anstelle der zuvor in der Kriegschirurgie üblichen resezierenden Verfahren und Notamputationen zur Lebensrettung nach offenen Frakturen nun vermehrt zerstörte Gliedmaßen adäquat im Gipsverband ruhiggestellt und einer chirurgischen Behandlung in speziellen Kriegsspitälern, wie in dem von L. BÖHLER geleiteten Hospital in Bozen, zugeführt werden [Lehne 1991]. Die Erfindung des anmodellierbaren Gipsverbandes begründete somit neben den anderen Errungenschaften in der operativen Chirurgie in der zweiten Hälfte des letzten Jahrhunderts (Einführung der Antiseptik und Erfindung der Narkose) die bahnbrechenden Erfolge der Chirurgie in der Behandlung auch offener Frakturen und ermöglichte damit den Lebens- und Gliedmaßenerhalt, wobei noch zur Zeit der beiden Weltkriege die Amputationsraten extrem hoch waren [Tscherne 1983].

In der Zeit zwischen den Weltkriegen und vor allem seit dem 2. Weltkrieg wurden dann zunehmend Osteosyntheseverfahren in die Frakturbehandlung eingeführt [R. Danis 1932, G. Küntscher 1940, 1962]. Hierdurch konnte auch nach komplizierten Gelenkbrüchen und offenen Frakturen nicht nur die Extremität, sondern im Idealfall auch die Funktion derselben uneingeschränkt erhalten werden. Die Entwicklung und weltweite Verbreitung von Osteosyntheseverfahren durch die schweizerische Arbeitsgemeinschaft für Osteosynthesefragen (AO) drängte seit 1958 in Europa die Gipsbehandlung in der Unfallchirurgie und Orthopädie stark zurück. Trotz der Einführung leichterer Kunststoffverbände seit 1940 hat sich aber der von Mathysen erfundene Gipsverband wegen zahlreicher Vorteile in der konservativen Frakturbehandlung und in der Behandlung von Verletzungen bis heute behauptet [Kannus und Renström 1991].

Verletzung und Thromboembolie

Spätestens seit den Arbeiten *Bruns* war das bereits 1874 von *Durodié* beschriebene gehäufte Auftreten von Thrombosen und Lungenembolien den mit der konservativen Frakturbehandlung befaßten Chirurgen bekannt [Übersicht bei Blum 1964]. So beschäftigten sich *Steinthal* (1930), *Imbert* (1931) und *Moeschlin* (1955) mit dem Problem der Thromboseentstehung bei der Frakturbehandlung. Da zu dieser Zeit allerdings die weitaus größeren Probleme des Extremitäten- und Funktionserhaltes nach Unfällen und Kriegsschäden in der klinischen Arbeit häufig im Vordergrund standen, fanden diese Arbeiten jedoch keine allgemeine Beachtung. Darüber hinaus standen auch in den Kliniken noch keine verläßlichen Methoden zur Diagnostik und Prophylaxe der Thromboembolie zur Verfügung.

So beschrieb auch L. BÖHLER (1885–1973), der in diesem Jahrhundert wohl bekannteste Verfechter der konservativen Knochenbruchbehandlung im Gipsverband, in seinem Standardwerk über die Technik der Knochenbruchbehandlung Thrombosen und Embolien als durch den Unfall entstandene, allgemeine Komplikationen bei Knochenbrüchen nur am Rande [Böhler 1951, 1957]. Trotz intensivster Mobilisation der Verletzten im Gipsverband

z. B. nach Unterschenkelbrüchen beurteilte auch er Todesfälle durch Lungenembolien als unvermeidbar. Allerdings standen Böhler weder geeignete Methoden der Diagnostik noch geeignete Medikamente zur Thromboseprophylaxe für die breite klinische Anwendung zur Verfügung.

Weller berichtete noch aus den Jahren 1959–1963 bei 2323 Frakturpatienten der Chirurgischen Universitätsklinik Freiburg retrospektiv eine Gesamtrate von 2,9% (n = 67) thromboembolische Komplikationen. In diesem Kollektiv kamen insgesamt 20 Patienten durch Lungenembolien zu Tode. Weitere 32 Patienten erlitten klinisch erkannte Lungenembolien, die sie überlebten. Bei 853 Patienten mit Unterschenkelfrakturen traten in 2% der Fälle klinisch erkannte Lungenembolien auf, von denen etwa ein Viertel tödlich verlief [Weller et al. 1966].

An der Chirurgischen Universitätsklinik Innsbruck wurden im Zeitraum von 1952–1961 bei 8502 Frakturpatienten retrospektiv 148 (1,7%) thromboembolische Komplikationen festgestellt [Blum 1964]. Nach Meinung des Autors dürfen allerdings „diese Zahlen nicht allzu genau eingeschätzt werden, da bei der klinischen Diagnose Thrombo-Embolie-Komplikation immer subjektive Momente mitspielen. Die wirkliche Thromboembolieanzahl dürfte an unserer Klinik etwas höher liegen, da einzelne Thrombosefälle und kleinere Infarktblutungen sicherlich übersehen bzw. unrichtig diagnostiziert wurden".

Erst mit der Einführung der Phlebographie in die klinische Diagnostik konnten seit den 40er Jahren vor allem in Skandinavien und dann auch in der Schweiz und in Österreich exakte retrospektive Angaben zur Häufigkeit auch nichtletal verlaufender Thrombosen gemacht werden. So beschrieb G. Bauer bereits 1941 bei konservativer Behandlung von Beinverletzungen im Gipsverband phlebographisch gesicherte tiefe Beinvenenthrombosen. Die phlebographisch gesicherte Thromboserate nach reinen Weichteilverletzungen (Oberschenkel 13%, Unterschenkel 18%), sowie nach Kniebinnenverletzungen (7%) und nach Knöchelfrakturen (12%) konnte kurz darauf erstmals exakt angegeben werden [G. Bauer 1944]. Eine Reihe ähnlicher, ausschließlich retro-

Tabelle 1. Retrospektive Untersuchungen zur Thromboserate bei Patienten mit Immobilisation der unteren Extremität im Gipsverband

Autoren	Diagnose	Operat./ Kons. Therapie	Gips-verband	Thromboseraten *ohne* Prophylaxe	
				Thro.: (N ges)	Thro. (%)
Jakob [1943]	US-Fraktur	K	OS	?	8,3%
Bauer [1944]	Weichteil-trauma	K	US		18%
	Kniebinnen-trauma	K	OS		13%
	OSG-Fraktur	K	OS		7%
Hjelmstedt und Bergvall [1968 a]	US-Fraktur	K	OS	34 : 79	45%
Pick et al. [1982]	Bagatelltrauma	K	US	52 : ?	
Breyer et al. [1984]	Bandruptur+		US	16 : 44	36%
	Fraktur		OS	25 : 32	78%
Danner and Bernett [1990]	OSG-Verletzung	K/O	OS	10 : 2048	0,5%
	Knie-Verletzung	K/O	US	42 : 3656	0,9%

spektiver Untersuchungen zum Thromboserisiko im Gipsverband (Tab. 1) setzt sich bis mit größeren zeitlichen Abständen bis in die Gegenwart fort [Lanz und Brunner 1962, Spieler et al. 1973, Micheli 1975, Pick et al. 1982].

Nachweismethoden von Thrombose und Embolie

Wie bereits erwähnt war die Diagnose einer Thrombose oder Lungenembolie seit VIRCHOW angesichts der unspezifischen klinischen Thrombosezeichen häufig erst *post mortem* vom Pathologen zu stellen. An dieser Tatsache hat sich bis heute in der klinischen Routine vielerorts noch nicht viel geändert, da die klinischen Thrombosezeichen (Abb. 2) vor allem beim bettlägerigen Patienten häufig recht unspezifisch sind [Wuppermann 1986]. Wenngleich somit beim ambulanten Patienten die klinischen Zeichen der Thrombose häufiger als beim stationären Patienten nachweisbar sind, ergibt andererseits die rein klinische Diagnostik tiefer Beinvenenthrombosen beim Unfallpatienten wegen der unfallbedingten Schmerzen und der Schwellung häufig falsche Ergebnisse [Hördegen 1988]. Die klassiche Ausprägung der tiefen Beinvenenthrombose mit der Symptomentrias „Schwellung, Schmerz, Blauverfärbung" wird heute immer seltener beobachtet, da es sich hierbei um klinische Spätzeichen einer langstreckigen tiefen Venenthrombose im Bereich einer Extremität handelt [Hach-Wunderle 1995].

In Kenntnis des Mißverhältnisses von klinischer und pathologisch-anatomischer Diagnose der Thromboembolie ergab sich daher die Notwendigkeit zur Suche nach objektiven Untersuchungsmethoden zum Nachweis von

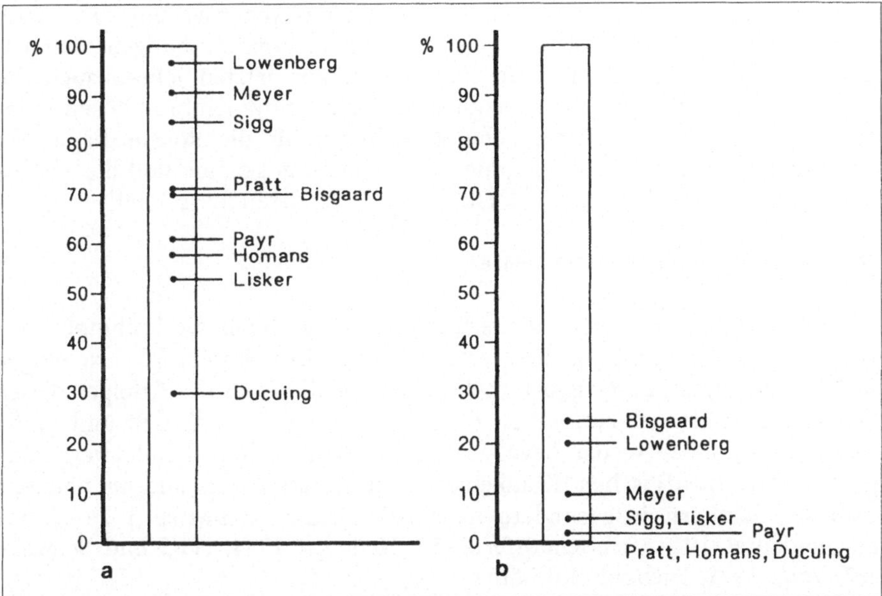

Abb. 2a, b. Relative Häufigkeit klinischer Thrombosezeichen **a** bei ambulant entstandenen Thrombosen (n = 41) und **b** bei stationär entstandenen Thrombosen (n = 40) [aus Wuppermann 1986].

Thrombosen und Lungenembolien [Übersicht bei Ernst 1988]. Als eine der ersten Untersuchungsmethoden zur apparativen Thrombosediagnostik wurde die heute eher zur Beurteilung der Funktion des tiefen Venensystems verwendete Venenverschlußplethysmographie von *Hewlett* und von *van Zwaluwenburg 1908* entwickelt. Es folgten die ebenfalls heute weiterhin zum Thromboembolie-Nachweis gebräuchlichen Untersuchungsmethoden der Pulmonalisangiographie (*Monez 1931, Seldinger 1953*), der Ventilationsszintigraphie (*Knipping 1935*), der Dopplersonographie (*Kaneko 1960*), der Perfusionsszintigraphie (*Giebel 1962*) und des bereits allgemein wegen des hiermit verbundenen Hepatitisrisikos wieder verlassenen Radiojodfibrinogentestes (*Kakkar 1968*).

Als die Methode der Wahl für den Thrombosenachweis erwies sich die Phlebographie, die erstmals von *Berberich und Hirsch 1923/24* am lebenden Menschen durchgeführt wurde [Übersicht bei May und Nissl 1959]. Nach weiteren tastenden Versuchen entwickelte aber erst *Dos Santos 1938* eine praktisch brauchbare Methode der Venendarstellung. In der Folge war der Ausbau der Phlebographie vornehmlich ein Verdienst skandinavischer Autoren (*Lindblom 1941, Löfstedt 1946, G. Bauer 1942*). Bis in die Gegenwart hat sich die Phlebographie als „Goldstandard" des Thrombosenachweises bewährt, da mit dieser Methode durch verbesserte Techniken die früher häufigen Komplikationen (Anaphylaxie, hypotone Kreislaufstörungen, Phlebothrombose, Thrombophlebitis, Gewebsentzündung durch Paravasat) selten geworden sind [Hach 1985]. Im Rahmen der Phlebographie läßt sich über die noch in der Fußrückenvene liegende Kanüle auch leicht eine direkte Venendruckmessung (Phlebodynamometrie) unter Belastung durchführen, da diese ebenso wie die indirekte Venenkapazitätsmessung bei der Venenverschlußplethysmographie eine funktionelle Schädigung des Venensystems zuverlässig erfaßt [Rudofsky 1988]. Mit der zunehmenden Verbreitung bildgebender Ultraschallverfahren in der Medizin hat sich in den letzten Jahren auch die Möglichkeit der nichtinvasiven Diagnostik tiefer Beinvenenthrombosen ergeben. An gebräuchlichen Untersuchungsverfahren für die Routinediagnostik stehen heute die Echtzeitsonographie, die Duplexsonographie und die Angiodynographie zur Verfügung [Rudofsky 1988, 1992; Strandness 1990].

Entwicklung der Thromboseprophylaxe

Chirurgen haben seit Anfang dieses Jahrhunderts erstmals die Frühmobilisierung, Beinhochlagerung und Bettgymnastik zur Thromboseprophylaxe eingeführt [Übersichten bei Bergquist 1983, Ernst 1988]. Trotz des Erfolges dieser Maßnahmen in den chirurgischen Kliniken nahmen Thrombosen und tödliche Lungenembolien in der Bevölkerung insgesamt – und damit zwangsläufig auch im chirurgischen Krankengut – in Deutschland und in anderen westlichen Ländern insbesondere nach den beiden Weltkriegen zu [Brass und Sandritter 1949, Geissendörfer 1935, Heinrich 1954, Feigl und Schwarz 1977, Voigt 1979, Diebold und Löhrs 1990].

In Kenntnis der erhöhten perioperativen Thromboemboliegefährdung wurden in Mitteleuropa nach Kriegsende in den 50er und 60er Jahren vielerorts in der Chirurgie vermehrt physikalische Methoden der Thromboembolieprophylaxe angewendet, um die Patienten nicht den damals erheblichen Blutungsrisiken in der Anfangsphase der klinischen Anwendung von Antikoagulantien auszusetzen [Willenegger et al. 1957]. Immerhin konnte durch die konsequente Anwendung einer Antikoagulantien freien, rein physikalisch ausgerichteten Thromboembolie-Prophylaxe die autoptisch gesicherte Inzidenz der Thromboembolie während des stationären Aufenthaltes auf 0,42% gesenkt werden [Witschi 1980]. Noch aus den Jahren 1962 bis 1973 liegen Berichte vor, in denen im Vergleich mit anderen Literaturstellen, die tödliche Lungenembolieraten von 5,5% bis 10% berichteten, die eigenen Resultate mit 0,68% tödlichen Lungenembolien als Erfolg der medizinisch-krankengymnastischen Betreuung während der stationären Behandlung gewertet wurden [Polterauer et al. 1978].

Nach der Entdeckung des Heparins durch *McLean* (1916) wurde über die klinische Anwendung zur Thromboembolieprophylaxe von den Schweden *C. Crafoord* und *G. Bauer* seit 1936 berichtet [Ernst 1988]. Von dem schwedischen Wissenschaftler *Lehmann* und amerikanischen Wissenschaftlern wurde während des 2. Weltkrieges unabhängig voneinander auch Dicumarol als orales Antikoagulanz entwickelt. Ebenfalls in Schweden entwickelten *Grönwall* und *Ingelman* 1944 das Dextran zunächst als Plasmavolumenexpander, der in der Folgezeit auch zur Thromboseprophylaxe eingesetzt wurde.

In Deutschland wurde die generalisierte Thromboseprophylaxe mit Dicumarol bereits 1942 an der Freiburger Chirurgischen Universitätsklinik von *E. Rehn* eingeführt, was angesichts des damals noch nicht allgemein verbreiteten Problembewußtseins über die Thromboembolieraten in der Chirurgie wohl mit Recht als Pioniertat aufgefaßt werden kann [Feldkamp 1981]. Es folgten in den 50er Jahren weitere Kliniken in der Schweiz und in Österreich [Buser 1957, Blum 1964, Übersicht bei Buff 1980].

In der Berner Universitätsklinik wurde bereits seit 1935 Heparin zur postoperativen Thromboseprophylaxe mit Erfolg appliziert [Lenggenhager 1963]. *Kakkar* führte 1973 in Großbritannien Heparin in niedriger Dosis und schematischer Anwendung in die Klinik ein und verwendete ab 1977 niedrig dosiertes Heparin mit Dihydroergotamin zur Thromboseprophylaxe bei Hochrisikopatienten mit Hüftgelenkersatz. Ebenfalls von *Kakkar* und Mitarbeitern wurde 1982 die erste prospektive klinische Studie zur Effektivität von niedermolekularem Heparin publiziert [Kakkar et al. 1982].

1.2 Pathophysiologie der Thromboseentstehung

Epidemiologie der venösen Thromboembolie

Die Anzahl der in einem Zeitintervall neu aufgetretenen Thromboembolien (Inzidenz) kann nur durch epidemiologische Längsschnittstudien bestimmt werden, während Querschnittserhebungen nur den relativen Anteil der gerade Erkrankten (Prävalenz) in einem Patientenkollektiv erfassen können. Inzidenz und Prävalenz einer Erkrankung hängen letztlich über die Krankheitsdauer zusammen [Walter 1980]. Darüber hinaus zeigen sich bei der Erhebung zuverlässiger epidemiologischer Daten für eine exakte Häufigkeitsberechnung von Thromboembolien erhebliche methodische Schwierigkeiten durch die bekannte Unzuverlässigkeit klinischer Nachweismethoden (s. u.).

Da Berichte über Venenthrombosen erst seit dem 13. Jahrhundert existieren, wird angenommen, daß es sich hierbei wahrscheinlich um eine relativ neue Erkrankung handelt, die mit zunehmender Häufigkeit in den letzten 200 Jahren beschrieben wird [Goldhaber 1994]. Auch werden Thromboembolien im Vergleich westlicher Kulturen mit asiatischen und afrikanischen Bevölkerungsgruppen bei letzteren wesentlich seltener beobachtet. Dies läßt Rückschlüsse auf die Beeinflußung der Ätiologie durch zivilisatorische Faktoren wie Sitz- und Ernährungsgewohnheiten im Rahmen der zunehmenden Immobilität in den westlichen Kulturen zu. Im Rahmen der Diskussion um die möglicherweise zivilisationsbedingte Zunahme der Thromboembolien werden sowohl eine allgemeine Überernährung als auch der zunehmende Anteil alter Menschen am Sektionsgut als Erklärungsmöglichkeiten für die Häufung der Thrombosen angeführt [Brass und Sandritter 1949]. In jüngerer Zeit wird berichtet, daß es vermehrt zu Thrombosen und Lungenembolien an den oberen Extremitäten und Halsvenen bei Krankenhauspatienten kommt, bei denen Verweilkatheter ebendort angelegt wurden [Diebold und Löhrs 1990].

Darüber hinaus werden jahreszeitliche Änderungen der Thromboembolie-Häufigkeit mit einer Zunahme in den Wintermonaten und nach Wetterumschwung angegeben, die durch Änderungen des Fibrinogengehaltes im Blut in den Wintermonaten erklärt werden könnten [Stout und Crawford 1991]. Allerdings ergibt ein weltweiter Vergleich der hierzu vorliegenden Daten aus unterschiedlichen Klimazonen bisher kein einheitliches Bild [Bergqvist 1983].

Angesichts der bekannten Schwierigkeiten des sicheren diagnostischen Nachweises von Beinvenenthrombosen und Lungenembolien muß zur Bestimmung der epidemiologischen Häufigkeit von Thromboembolien in der Bevölkerung auf pathologisch-anatomische Sektionsstatistiken zurückgegriffen werden. Trotz der Einschränkungen durch methodische Schwankungen in der Sektionstechnik gerade hinsichtlich des Nachweises von Wadenvenenthrombosen [Havig 1977] sind nur so hinreichend zuverlässige Aussagen über die epidemiologische Häufigkeit von Thromboembolien in der Bevölkerung zu erhalten. Demnach ergeben sich aus der Literatur die folgenden aktuellen Angaben:

1. In den USA wird die jährliche Inzidenz der symptomatischen tiefen Venenthrombose auf 48 pro 100000 Einwohner (0,048%) und die der Lungenembolie auf 23 pro 100000 (0,023%) geschätzt. Die Zahl der Erkrankungen steigt mit zunehmendem Lebensalter an [Anderson et al. 1991]. In der diesen Daten zugrundeliegenden „Worchester DVT-Studie“ werden die asymptomatischen Patienten allerdings nicht erfaßt.
   Eine Hochrechnung aufgrund dieser Angaben ergibt für die USA mit einer Einwohnerzahl von ca. 255 Millionen im Jahr 1993 eine geschätzte Zahl von 3060000 (1,2%) erkannten Thromboembolien (204000 [0,08%] Erstereignisse, 102000 [0,04%] Rezidive, 51000 [0,02%] tödliche Lungenembolien) bei einer geschätzten tatsächlichen Gesamthäufigkeit von 6885000 Erkrankungen pro Jahr (2,7%) in der nordamerikanischen Bevölkerung

[Lilienfeld et al. 1990, Weinmann und Salzmann 1994, Hach-Wunderle 1995].

2. In Schweden ergibt sich für die Stadt Mälmo mit nur einem Notaufnahmekrankenhaus aufgrund sämtlicher im Jahr 1987 durchgeführter Sektionen und phlebographischer Untersuchungen eine Inzidenz tiefer Venenthrombosen von 282 pro 100000 Einwohner (0,28%) und eine Gesamtlungenembolierate von 158 pro 100000 Einwohner (0,16%) bei einer Rate tödlicher Lungenembolien von 102 pro 100000 Einwohner (0,1%). Für die schwedische Gesamtbevölkerung von ca. 8,7 Millionen Einwohnern im Jahr 1993 ließe sich hieraus eine Gesamthäufigkeit tiefer Venenthrombosen von 24.534 Erkrankungen bei insgesamt 13746 Lungenembolien und 8874 tödlich verlaufenden Lungenembolien errechnen [Bergqvist und Lindblad 1994].
3. In der alten Bundesrepublik Deutschland wurde die Prävalenz der Beinvenenthrombose aufgrund der in verschiedenen epidemiologischen Studien z.T. mit klinischen Methoden erhobenen Daten (München 1984, Tübingen 1979, Aachen 1986, Marburg 1989) auf 2,3–17% geschätzt [Übersicht bei Wienert und Willer 1992]. Die Inzidenz der tiefen Beinvenenthrombose betrug nach Schätzungen ca. 0,1% in der Gesamtbevölkerung pro Jahr [Marshall 1987]. Allerdings muß zur Validität dieser Zahlen einschränkend angemerkt werden, daß in den bisherigen epidemiologischen Studien aufgrund methodischer Mängel eine erhebliche Unzuverlässigkeit in der Datenerhebung mit einer daraus resultierenden Dunkelziffer für die Bundesrepublik Deutschland resultiert. Nach neueren Angaben wird die Inzidenz von Lungenembolien in der Bundesrepublik bei einer aktuellen Einwohnerzahl von ca. 81 Millionen im Jahr 1993 mit 150-190 (0,19-0,24%) beziffert, davon 30-40 (0,037-0,05%) tödliche und 120-150 (0,15-0,19%) nicht-tödliche Lungenembolien [Koppenhagen und Häring 1995].

Faßt man die für die genannten westlichen Länder vorliegenden epidemiologischen Daten unter der Annahme zusammen, daß die diesen Berechnungen zugrunde liegenden Angaben den tatsächlichen Verhältnissen entsprechen, so ergibt sich hieraus eine Schätzung der aktuellen Inzidenz der tiefen Beinvenenthrombose in der Gesamtbevölkerung westlich zivilisierter Länder in einer Größenordnung von 0,048-0,28% und eine Inzidenz der tödlichen Lungenembolie von 0,02-0,1% (Tab. 2).

Allgemeine Risikofaktoren der Thrombogenese

Zahlreiche Patienten, die eine venöse Thrombose erleiden, sind nach neuerer Auffassung hierzu genetisch prädisponiert [Übersicht bei Goldhaber 1994]. Allerdings bedarf es in der Regel zusätzlicher thrombogener Stimuli wie Operationen oder sonstiger allgemeiner Risikofaktoren, um bei diesen Individuen die latent vorhandene „thrombophile“ Tendenz in die offenkundige Manifestation einer Thrombose umzusetzen [Nicolaides 1995, Heinrichs 1995]. So wiesen beispielsweise in einer kürzlich publizierten Untersuchung 8% der Patienten mit tiefen Venenthrombosen primäre thrombophile Zustände mit AT III-, Protein C- und Protein S-Mängeln auf [Heijboer et al. 1990], wie sie

Tabelle 2. Zahlenangaben zur Inzidenz tiefer Beinvenenthrombosen und tödlicher Lungenembolien in der Normalbevölkerung westlicher Länder

Autoren	Land	Einwohnerzahl 1993	Inzidenz TVT pro Jahr	Inzidenz tödl. LE pro Jahr
Weinmann und Salzmann [1994]	USA	225 Mill.	0,08%	0,02%
Bergquist et al. [1994]	Schweden	8,7 Mill.	0,28%	0,1%
Marshall [1987] Koppenhagen und Häring [1995]	Deutschland	81 Mill.	0,1%	0,037–0,05%

in weiteren Untersuchungen an Patienten mit Venenthrombosen in 15% bzw. 19% nachgewiesen wurden. Erst kürzlich wurde eine weitere genetische Störung (sog. „Faktor-V-Leiden-Mutation") beschrieben, die z. B. für die Genträgerinnen ein mehr als 30fach erhöhtes Thromboserisiko bei der oralen hormonellen Kontrazeption bewirkt [Vandenbroucke et al. 1994].

An erworbenen (sekundären), thrombophilen Störungen der Blutgerinnbarkeit sind empirisch seit langem zahlreiche mehr oder weniger gut untersuchte Risikofaktoren (z. B. Alter, Trauma, Immobilisation) bekannt [Übersicht bei Heinrichs 1995]. Es hat in der Vergangenheit nicht an Versuchen gefehlt, anhand epidemiologischer Daten mit Hilfe von Punkte-Scores und prognostischer Indices zu einer Vorhersage des individuellen Thromboserisikos im Rahmen einer präoperativen Risikoabschätzung zu gelangen [Dick 1960, Lenggenhager 1963, Rogall 1972, Kelsey et al. 1975, Crandon et al. 1980, Janssen et al. 1987, Reilmann et al. 1988]. Allerdings fehlen weiterhin dringend benötigte prospektive klinische Studien, die die Praktikabilität dieser Vorschläge für eine selektive Thromboseprophylaxe aufgrund einer individuellen Risikoeinschätzung in der klinischen Praxis belegen [Dick 1960, Straub 1989, Hommes et al. 1994]. Generell wäre die Verwendung derartiger prognostischer Indices zur sicheren Identifizierung von Patientengruppen mit niedrigen individuellen Thromboserisiko sehr begrüßenswert, da hierdurch mit größtmöglicher Sicherheit dem einzelnen Patienten das potentielle Risiko einer Thrombose oder Embolie erspart werden könnte, ohne ihn den potentiellen Risiken und Kosten einer medikamentösen Thromboembolieprophylaxe auszusetzen.

Da in jedem Fall auch ohne die exakte Vorhersagbarkeit einer Thromboembolie aufgrund eines Punkteschemas die Kenntnis der individuellen Risikofaktoren für die klinische Einschätzung des individuellen Thromboserisikos für den behandelnden Art von Bedeutung ist, soll im Folgenden der aktuelle Stand der wissenschaftlich gesicherten Erkenntnisse über thrombogene Risikofaktoren zusammengefaßt werden [Übersichten bei Hume, Sevitt und Thomas 1970, Bergqvist 1983, Hommes et al. 1994]. Demnach sind aufgrund epidemiologischer, klinischer und pathologisch-anatomischer Untersuchungen die folgende Risikofaktoren für eine Thromboseentstehung mehr oder weniger gesichert, wobei diese Studiendaten sich zum größten Teil auf unterschiedliche Kollektive überwiegend postoperativ behandelter, stationärer Patienten beziehen. Diese Angaben sind daher prinzipiell nur eingeschränkt auf das spezielle Kollektiv ambulanter Patienten mit Gipsimmobilisation nach Unfällen übertragbar:

1. Alter – Eine exponentielle Zunahme von Venenthrombosen mit zunehmendem Lebensalter wird in zahlreichen Untersuchungen bestätigt und gilt als allgemein anerkannt [Lindemayr und Sattler 1978, Bergqvist 1983, Marshall 1987, Anderson et al. 1991, Weinmann und Salzmann 1994]. Berechnungen der Erhöhung des relativen Risikos für das Auftreten einer tiefen Venenthrombose ergeben für einen 25-Jährigen ein nur 0,5 faches und für einen 50-Jährigen ein 2,2 faches relatives Risiko, wobei das Thromboserisiko des 35-Jährigen mit 1 angenommen wird [Janssen et al. 1987].

2. Thrombophilie – Dieser Begriff steht für die gesteigerte Gerinnbarkeit des Blutes durch eine erhöhte Aktivität von Thrombozyten und Gerinnungsfaktoren oder eine verminderte Fibrinolyse [Hach-Wunderle 1995]. Die Defekte können angeboren sein oder im Rahmen bestimmter Krankheiten erworben werden. Der Verdacht auf einen hereditären Defekt ergibt sich bei Patienten mit rezidivierenden Thrombosen und/oder Lungenembolien vor dem 45. Lebensjahr, bei positiver Familienanamnese und bei ungewöhnlicher Lokalisation der Thromben. In jüngerer Zeit werden vermehrt Studien zur Koinzidenz zwischen der Verminderung der Blutgerinnungs-Inhibitoren Antithrombin III, Protein C oder Protein S und einer Thrombose-Neigung belegt [Hach-Wunderle 1995, Samama et al. 1994].

3. Operation – Aufgrund zahlreicher Untersuchungen wird das postoperative Thromboembolierisiko nach Operationen heute allgemein in die drei Risikokategorien „Hoch, Mittel und Niedrig" eingeteilt [Nicolaides 1992, Weinmann und Salzmann 1994, Koppenhagen und Häring 1992, 1995]. Aufgrund epidemiologischer Daten scheint das Thromboserisiko zum Beispiel bei elektiven Hüftoperationen im Vergleich mit einer im Mittel 35jährigen Patientenpopulation um das 5,5 fache erhöht zu sein. Demgegenüber beträgt das relative Risiko bei Patienten über 30 Jahren etwa das 2,2 fache bei Thoraxeingriffen und das 1,9 fache bei Abdominaleingriffen.

Hingegen wird in der Kopf- und Gesichtschirurgie bei unter 50 Jahre alten Patienten nur das 1,1 fache Risiko im Vergleich mit der Normalbevölkerung angegeben [Janssen et al. 1987]. Über die bereits präoperativ bestehende Häufigkeit von Venenthrombosen existieren nur wenige Studien, die allerdings nicht unbeträchtliche Thromboseraten bereits vor der stationären Klinikaufnahme zeigen [Bergqvist 1983].

4. Trauma – Die erhöhte Thromboseneigung nach Unfällen ist in der medizinischen Literatur seit langem bekannt (s. o.) und findet Ausdruck in den bestehenden Empfehlungen einer Thromboseprophylaxe ab dem Zeitpunkt des Unfalls [Buff 1980, Schmit-Neuerburg 1990, Koppenhagen und Häring 1992, 1995]. Eine nochmalige eindrucksvolle Bestätigung der Thromboseraten bei Unfallpatienten ohne Thromboseprophylaxe in einer Größenordnung von

74–81% wurde erst kürzlich publiziert [Geerts et al. 1994]. Das relative Risiko für Venenthrombosen nach Tibia- und Femurfrakturen wird mit 5fach erhöht, bei Hüftfrakturen um 4,5fach erhöht angegeben [Janssen et al. 1987].

5. Immobilisation – Das erhöhte Thromboserisiko bei Immobilisation aufgrund von Bettlägerigkeit [Bergqvist 1983], Schlaganfall [Warlow et al. 1976], Paraplegie [Bors et al. 1954] und nach langem Sitzen z. B. in Bunkern oder bei Langstreckenflügen gilt als gesichert [Cruickshank et al. 1988, Goldhaber 1994].

6. Thromboembolische Vorschäden – Eine mindestens 2–3fache Risikoerhöhung für das Auftreten einer weiteren Venenthrombose bei bekanntem venösen Vorschaden gilt als gesichert [Kakkar et al. 1970, Schaub et al. 1975, Nicolaides und Irving 1975, Prescott et al. 1978, Marshall 1987, Anderson et al. 1991].

7. Varizen – Auch Varizen gelten nach früheren Untersuchungen in Abhängigkeit vom Ausprägungsgrad als Risikofaktoren für tiefe Beinvenenthrombosen [Kakkar et al. 1970]. So wird durch Varizen eine Erhöhung des Thromboserisikos um das 2fache von manchen Autoren angegeben [Kakkar et al. 1970, Nicolaides und Irving 1975]. Dennoch existiert bisher keine abschließende Bewertung dieses Risikofaktors [Janssen et al. 1987].

8. Maligne Erkrankungen – Zahlreiche ältere und neuere Studien belegen die erhöhte Thromboseinzidenz von Patienten mit manifesten Tumorleiden [Übersichten bei Bergqvist 1983, Weinmann und Salzmann 1994]. Daher sollte bei Patienten ohne sonstige Risikofaktoren für das Auftreten einer tiefen Venenthrombose bei Manifestation einer Thromboembolie stets auch an ein bisher unentdecktes Tumorgeschehen gedacht werden. Darüber hinaus gibt es auch Hinweise für eine erhöhte Thromboseinzidenz unter Chemotherapie und Radiotherapie.

9. Adipositas – Die Auswirkung der Fettleibigkeit ist aufgrund der Angaben in der internationalen Literatur nicht zweifelsfrei gesichert. Während eine Anzahl von Untersuchungen für einen Zusammenhang sprechen [Kakkar et al. 1970, Joffe et al. 1973, Kohn et al. 1974, Hume et al. 1976, van Geloven et al. 1977, Havig 1977] konnte dieser in anderen Untersuchungen nicht gezeigt werden [Janssen et al. 1987]. Daher wird das relative Risiko Adipöser (Broca-Index >1,2 bei einem Alter zwischen 30 und 35 Jahren) mit 1,5fach erhöht im Vergleich mit Normalgewichtigen angegeben. Ältere pathologisch-anatomische Arbeiten bestätigen einen Zusammenhang mit dem Ernährungszustand der Bevölkerung und der Häufung von Thromboembolien [Brass und Sandritter 1949].

10. Kardiovaskuläre Erkrankungen - Sowohl bei Herzinfarkt als auch bei Herzinsuffizienz wird ein um den Faktor 3,8 erhöhtes Risiko einer tiefen Venenthrombose angegeben [Nicolaides et al. 1971, Simmons et al. 1973, Gallus et al. 1973, Übersicht bei Bergqvist 1983]

11. Infektionen - Über das vermehrte Risiko von Thrombosen bei Infektionen wurde berichtet [Bergqvist 1983]. Bei Patienten mit Sepsis ist das relative Thromboserisiko um das 2,9fache erhöht.

12. Orale Kontrazeptiva - Das Risiko einer erhöhten Thromboembolie-Inzidenz während der Einnahme oraler Kontrazeptiva wird seit 1961 untersucht. Nach dem aktuellen Wissensstand werden bei der hormonellen Antikonzeption Blutgerinnungsinhibitoren vermindert und das Thromboserisiko korreliert mit dem Östrogengehalt des Präparates [A. Bergqvist et al. 1982, Bergqvist 1983, Samama et al. 1994, Bergqvist und Lindblad 1994]. Die Thrombose-Inzidenz für die heute zunehmend verbreiteten oralen Kontrazeptiva mit einem niedrigen Östrogengehalt von 30 Mikrogramm ist bisher nicht sicher bekannt. Ebenso ist die Wirkung des Gestagen-Anteils in diesen Kombinationspräparaten hinsichtlich eines Thromboembolierisikos nicht gesichert. Erste Ergebnisse neuerer epidemiologischer Studien gaben Anlaß für Warnhinweise zum Gebrauch von oralen Kontrazeptiva der dritten Generation wegen des erhöhten Thromboserisikos [Arzneimittellkommission 1996].

13. Hormontherapie - Während unter der Therapie mit Östrogenen bei prämenopausalen Frauen ein erhöhtes Thromboserisiko berichtet wird [Bergqvist 1983], liegen die entsprechenden Daten für postmenopausale Frauen bisher nicht vor [Samama et al. 1994].

14. Schwangerschaft - Die Inzidenz tiefer Venenthrombosen bei Schwangeren ist mehrfach höher als bei nicht-schwangeren Frauen desselben Alters [Weinmann und Salzmann 1994, Bergqvist und Lindblad 1994].

15. Myeloproliferative Erkrankungen - Bei Polycythämia vera und Erythrozytose ist die venöse Thromboserate erhöht [Weinmann und Salzmann 1994]. Es fehlen jedoch genauere Angaben zur Häufigkeit.

16. Nikotinabusus - Obwohl ein Nikotinabusus auch in jüngerer Zeit allgemein als Risikofaktor für die Entstehung venöser Thrombosen angegeben wird [Koppenhagen und Häring 1995], fehlen hierzu bisher ausreichend gesicherte wissenschaftliche Untersuchungen. Die vorliegenden Studien lassen allenfalls einen protektiven Effekt des Nikotinkonsum auf die Häufigkeit des Auftretens tiefer Venenthrombosen annehmen [Prescott et al. 1978].

In den Übersichtsarbeiten zu den Risikofaktoren der Thrombosebildung finden sich weitere Risikofaktoren, für die jedoch aufgrund fehlender epidemiologischer und klinischer Studien eine gesicherte Bedeutung für die klinische Anwendung nur angenommen werden kann [Übersichten bei Hume, Sevitt und Thomas 1970, Bergqvist 1983, Hommes et al. 1994]. Hierzu gehören unter anderem der Einfluß von Langstreckenflügen, langem Sitzen, körperlicher Aktivität („Par éffort-Thrombose") auf das Auftreten tiefer Beinvenenthrombosen.

Angesichts dieser Vielzahl zum Teil widersprüchlicher Angaben bleibt dem Kliniker für die Einschätzung des individuellen Thromboserisikos in der Praxis nur die Möglichkeit einer gründlichen Erhebung dieser Daten im Rahmen der Anamnese und die Berücksichtigung der individuellen Risikokonstellation bei der Wahl einer Thromboseprophylaxe [Galland 1995]:

Gesamtrisiko = individuelles Thromboserisiko + Thromboserisiko durch Trauma + Thromboserisiko der Therapie und Immobilisation.

Häufig werden besondere Risikokonstellationen allerdings erst nach dem Versagen der gewählten prophylaktischen Maßnahmen erkannt oder es lassen sich anamnestisch und klinisch keine Ursachen für eine erhöhte Thromboseneigung feststellen. Ob die in jüngster Zeit propagierte individuelle Risikobestimmung nach sog. „expositionellen" und „prädisponierenden" Risiken [s. Anhang, Haas 1996, 1997, Scharrer 1997] als praktikable Lösung für eine gezielte Thromboseprophylaxe in der klinischen Routine einer kritischen Überprüfung Stand hält, bleibt ebenfalls vorerst abzuwarten.

Thromboseentstehung nach Unfällen

Obwohl in den letzten 150 Jahren anhand der Hypothesen der Virchow-Trias zahlreiche Aspekte der Thrombogenese erforscht wurden, können viele der klinisch-praktisch relevanten Fragen derzeit noch nicht oder nur spekulativ beantwortet werden [Haas und Haas 1993]. Darüberhinaus beschränken sich die meisten aktuellen Untersuchungen zur Thrombogenese bisher auf den peri- und postoperativen stationären Verlauf von Hochrisikopatienten und nicht auf ambulant im Gipsverband behandelbare Patienten mit sog. „Bagatellverletzungen". Aber auch zur Frage der Thromboseinzidenz bei schwer mehrfachverletzten Patienten existieren letztlich noch keine klaren wissenschaftlichen Angaben [Knudson et al. 1992, Nast-Kolb et al. 1993, Geerts et al. 1994]. Generell ist es bisher trotz des umfangreichen Wissens über die Thromboseentstehung nach Operationen nicht gelungen, verläßlich das individuelle Risiko des Auftretens einer Thrombose und/oder einer Lungenembolie vorherzusagen und auch ein systematisches Labor-Screening erscheint bisher allgemein vom Kosten-Nutzen-Verhältnis her nicht praktikabel. So resultiert selbst für den in den vergangenen Jahrzehnten gut untersuchten Bereich der stationären Behandlung nach Operationen noch eine Vielzahl offener Fragen zur Wertigkeit einzelner Faktoren im Rahmen der Thrombogenese [Breddin 1995].

Nach dem allgemeinen Wissensstand darf aber als gesichert angenommen werden, daß tiefe Venenthrombosen u. a. aufgrund eines Ungleichgewichtes

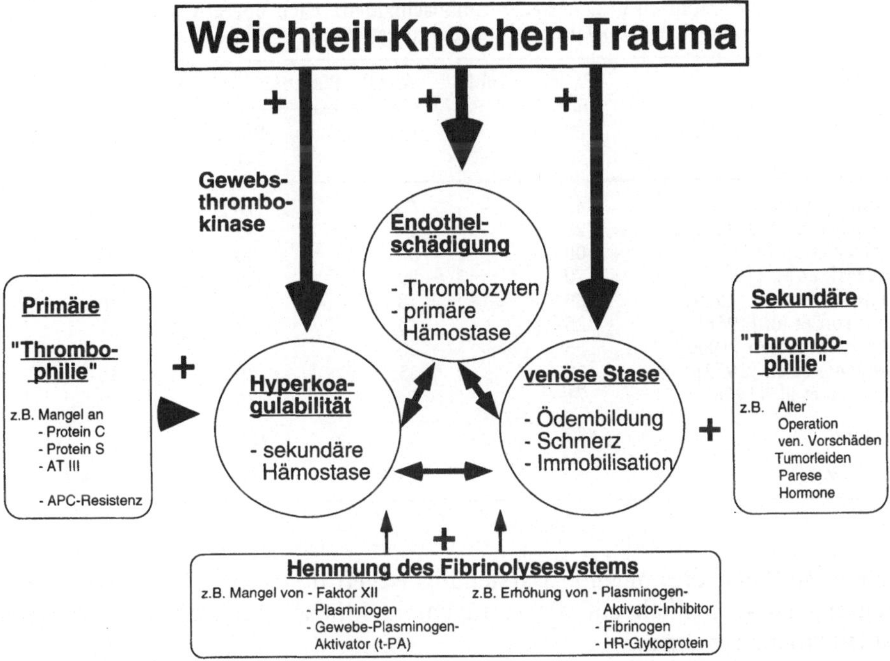

Schema 1. Darstellung verschiedener thrombosefördernder Mechanismen (+) durch Verletzungsfolgen und „thrombophile" Zustände bei Extremitätenverletzungen (Erläuterung im Text)

thrombogener und antithrombogener Faktoren im Körper entstehen. Vereinfacht gesagt befinden sich die thrombogenen Faktoren im wesentlichen im Blut, während die antithrombogenen Faktoren entweder vom Endothel synthetisiert oder vom Endothel gesteuert werden. Das unter physiologischen Bedingungen im Körper ständig vorhandene Gleichgewicht von Thrombusbildung und Thrombushemmung kann durch die bereits in der Virchow-Trias beschriebenen Ursachenkomplexe 1. Endothelläsion, 2. Hyperkoagulabilität und 3. Stase beeinflußt werden (Schema 1). Durch weitere, von außerhalb oder innerhalb des Körpers auf die drei Ursachenkomplexe oder auf deren Gleichgewicht der gegenseitigen Beeinflußung einwirkende Noxen kann die Thrombusentstehung (und prinzipiell auch die Fibrinolyse) gefördert werden. Auf die Vielzahl dieser Faktoren und ihre möglichen Auswirkungen weisen weiterführende Arbeiten hin [Ware und Heistad 1993, Gibbons und Dzau 1994, Bloom et al. 1994, Breddin 1995, Heinrichs 1995].

Für den Bereich der Unfallchirurgie beschränkt sich das bisher gesicherte Wissen über die Thromboseentstehung zumeist auf Studien an Patientenkollektiven mit hüftgelenksnahen Frakturen und Unterschenkelfrakturen, da bei diesen Patienten in einem hohen Prozentsatz tiefe Beinvenenthrombosen nachgewiesen werden können (Tab. 3). Angesichts der heutzutage schier unüberschaubaren Menge an wissenschaftlichen Daten zur multifaktoriellen und multikausalen Krankheit „Thrombose", die häufig zudem auf Untersuchungen an Zellkulturen, Tiermodellen oder sonstigen *In vitro*-Versuchen ba-

Tabelle 3. Phlebographisch gesicherte Thromboseinzidenz nach operativ versorgten Hüftgelenksfrakturen ohne Thromboseprophylaxe [Bergquist 1983]

Autoren	Patientenzahl n	Anzahl Patienten mit Thrombosen		
		Gesamt n	Frakturiertes Bein	Unverletztes Bein
Ahlberg et al. [1968]	45	16	16	∅
Borgström et al. [1965]	23	13	13	∅
Culver et al. [1970]	100	40	40	∅
Freeark et al. [1967]	70	29	29	∅
Hamilton et al. [1970]	38	18	18	10
Johnson et al. [1968]	25	13	13	∅
Myrhe & Holen [1969]	55	20	20	∅
Smyrnis et al. [1973]	58	35	26	15
Stevens et al. [1968]	71	?	21	13
Gesamt	*485*		*196*	
Mittelwert		*44%*	*40%*	*23%*

sieren, soll sich die folgende Darstellung wegen der großen praktischen Bedeutung ausschließlich auf die verfügbaren, klinisch relevanten Daten über Unfallpatienten stützen.

Die Unfallchirurgie nimmt im Vergleich zur allgemeinen Chirurgie aufgrund der Behandlung der Verletzungen von Knochen und Weichteilen, die häufig von massiven Venenquetschungen und Venenzerreißungen sowie Kontusionen mit ödematöser Stauung begleitet sind, eine Sonderstellung ein [Stamatakis et al. 1977 a]. Innerhalb der Unfallchirurgie schwanken die Häufigkeitsangaben zur Thromboseinzidenz erheblich, was zum einen aufgrund unterschiedlich verteilter Risikofaktoren in den verletzungstypischen Altersgruppen und zum anderen durch unterschiedliche Verletzungsmuster und Therapieverfahren erklärt werden kann. Auffällige Unterschiede hinsichtlich der Thromboselokalisationen bestehen für die in der Regel jüngeren und aktiven Patienten mit Unterschenkelfrakturen mit einem hohen Anteil zunächst lokaler Thrombosen und dem weitaus älteren Patientenkollektiv der Patient(inn)en mit Hüftgelenksfrakturen und einer alters-, verletzungs- und operationstechnisch bedingten Häufung proximaler Beinvenenthrombosen. Weitere, bisher nur unzureichend unter dem Gesichtspunkt der Thromboemboliehäufigkeit untersuchten Kollektive in der Unfallchirurgie sind einerseits die jüngeren, ambulant im Gipsverband behandelbaren Patienten mit einem eher niedrigem Risiko und andererseits die polytraumatisierten, ebenfalls häufig jungen Patienten mit einem erheblichen Thromboserisiko ohne Prophylaxe-Maßnahmen [Nast-Kolb et al. 1993, Geerts et al. 1994].

Für das Verständnis der erhöhten Thromboseinzidenz beim Unfallpatienten bedeutsam erscheint auch heute noch aus klinischer Sicht die altbekannte Unterteilung der Thrombosen in die *örtliche Thrombose* als Reaktion auf z. B. traumatische oder operationstechnisch bedingte Veränderungen der Venenwand einerseits und die sogenannte *Fernthrombose*, d. h. eine Thrombosebildung ohne erkennbare primäre Wandschäden als Folge besonderer Zirkulations- und Gerinnungsveränderungen andererseits [Lenggenhager 1963,

Encke 1977, Feldkamp 1981]. In der aktuellen Diskussion um die Thromboseentstehung im Gipsverband stellt sich aufgrund ihrer Häufigkeit zunächst in erster Linie die Frage nach der Entstehung *örtlicher Thrombosen* durch unmittelbare Venenschäden sowie die Stase durch Ausschaltung der venösen Pumpmechanismen und dann in zweiter Linie die Beeinflussung der Entstehung von *Fernthrombosen* durch die posttraumatische Freisetzung von thrombosefördernden Faktoren oder auch durch anatomische Besonderheiten wie den sog. „Venensporn" [May und Nissl 1959].

Auswirkung der Endotheläsion nach Trauma

Für Patienten mit Unfallverletzungen liegen gesicherte Erkenntnisse zum Auftreten von Endotheläsionen überwiegend aus radiologischen Untersuchungen vor, in denen mittels der Phlebographie bei Unterschenkelfrakturen zweifelsfrei der Zusammenhang zwischen Gefäßverletzung und *lokaler Thromboseentstehung* im Frakturbereich nachgewiesen wurde [Hjelmstedt und Bergvall 1968 a, b; Nylander und Semb 1972, Preter et al. 1972, Spieler et al. 1972]. Besonders erwähnenswert ist die phlebographische Untersuchung von *Hjelmstedt und Bergvall,* die 1968 bei 55 Patienten mit unilateralen Tibiafrakturen den Beweis für die besondere Rolle des lokalen Traumas für die Thromboseentstehung bei Unfallpatienten erbrachten. Während in den tiefen Unterschenkelvenen des verletzten Beines in 44% der Fälle eine Venenthrombose auftrat, konnte am unverletzten Bein in keinem Fall eine Venenthrombose oder ein postthrombotisches Syndrom entdeckt werden.

Trotz des bereits 1944 von *G. Bauer* nachgewiesenen Auftretens tiefer Beinvenenthrombosen auch nach reinen Weichteilverletzungen ist der direkte Nachweis von Endothelschäden nach diesen Unfallmechanismen nicht so einfach wie nach Frakturen zu erbringen [G. Bauer 1944]. In einer Übersichtsarbeit über traumatische Schädigungen peripherer Venen führen *Lanz u. Brunner 1962* an, daß in vielen Fällen Weichteilprellungen und Distorsionen keine primäre Prellungsmarken hinterlassen, es dann aber innerhalb von 1–2 Tagen zum Bild der lokalen Thrombophlebitis komme. „So naheliegend es scheine, in diesen Fällen als Ursache der Thrombophlebitis einen traumatischen Intimaschaden anzunehmen, so schwer gestaltet sich ein anatomischer Beweis" [Lanz und Brunner 1962].

Dennoch wird aufgrund allgemeiner experimenteller Erkenntnisse von manchen Autoren angenommen, daß Wandalterationen in Venen, die mit Endotheläsionen einhergehen oder nur in Endothelschädigungen allein bestehen, wohl regelmäßig zur Thrombose führen, auch wenn zusätzliche hämodynamische oder gerinnungsphysiologische Faktoren fehlen [Leu 1977]. Andere Untersucher beobachteten, daß erst das Zusammenspiel verschiedener Gerinnungsvorgänge zur Verminderung der endothelvermittelten, antithrombotischen Mechanismen des Endothels und zur Freilegung subendothelialer Kollagenfasern führte, die ihrerseits eine starke thrombogene Potenz besitzen [Hladovec 1989, Goldhaber 1994]. Ebenfalls an einem Tiermodell konnten nach intraoperativer venöser Dilatation selbst weit vom Operationsort entfernt liegende Schäden des Venenendothels nachgewiesen werden [Stewart et al. 1983]. Mittels sonographischer Untersuchungstechniken konnte diese allgemeine, perioperativ auftretende Venendilatation auch beim Menschen bestätigt werden. Die Häufigkeit postoperativ phlebographisch nachgewiesener Thrombosen bei diesen Patienten mit Hüftgelenks- und Kniegelenksersatz korrelierte mit der Venendilatation [Comerota et al. 1989, Stewart et al. 1990].

Ließe sich dieser neu beschriebene Pathomechanismus der Endothelschädigung in weiteren Untersuchungen verifizieren, so könnte einerseits hierdurch das gehäufte Auftreten von *Fernthrombosen* nach Operationen und anderseits auch die bekannte prophylaktische Wirksamkeit des vasokonstriktiv wirkenden Dehydroergotamins in Verbindung mit Heparin erklärt werden [Comerota 1994, Kakkar 1994]. Erst kürzlich konnte gezeigt werden, daß eine derartige Venendilatation auch bei im Gipsverband immobilisierten Patienten bis zu 6 Wochen nach Operationen nachweisbar ist [Bonnaire et al. 1995].

Auswirkung der Hyperkoagulabilität nach Trauma

Für Patienten mit Unfallverletzungen ist die durch die Knochen- und Weichteilverletzung resultierende Freisetzung von Gewebsthrombokinase (synonym: Gewebsthromboplastin) seit langem bekannt. Die Bedeutung des bei jedem größeren Trauma in das Blut gelangenden Gewebsthromboplastins liegt darin, daß „es sich bei dieser Form nicht um die so lebensnotwendige Form von lokaler, also am Orte des Traumas erfolgender Blutgerinnung handelt, sondern um die heimtückische, in nichts nützliche Form der fern vom Läsionsort erfolgenden, sekundären Thrombosierung" [Lenggenhager 1963].

Während also einerseits der Verunfallte durch die Folgen direkter Gefäßwandschäden (s.o.) für die Entstehung *lokaler Thrombosen* besonders prädisponiert ist, unterliegt er andererseits dem zusätzlichen Risiko der *Fernthrombose* durch die Bildung multipler Mikrothromben, die mit dem Blutstrom fortgetragen, sich an Prädilektionsstellen wie Endothelläsionen (s.o.) und den Totwasserzonen der Venenklappen und Varizen (s.u.) absetzen können. Dies bestätigen ältere klinische Untersuchungen an insgesamt 485 Patienten mit Hüftgelenksfrakturen ohne medikamentöse Prophylaxe, in denen bei einer phlebographisch gesicherten Gesamt-Thromboseinzidenz von 44% am betroffenen Bein 40% der Patienten *örtliche Thrombosen* und darüberhinaus am gesunden Bein 23% postoperativ eine tiefe Venenthrombose im Sinne einer *Fernthrombose* aufwiesen [Übersicht bei Bergqvist 1983]. Hinzu kommt beim mehrfachverletzten Patienten im Schock noch die Hyperkoagulämie im Rahmen der inflammatorischen „Akutphase-Reaktion", die über die Aktivierung des extrinsischen und intrinsischen Systems der Gerinnungskaskade zu einer Umwandlung von Prothrombin in Thrombin mit Bildung von Fibrinkomplexen führt [Trentz und Ertel 1995].

Neuere hämostaseologische Erkenntnisse über die bereits unmittelbar nach Frakturen im Unterschenkel-, Sprunggelenks- und Fußbereich sowie Kapselbandrupturen vorhandenen Veränderungen der Blutgerinnbarkeit bestätigen die posttraumatisch auftretende Hyperkoagulabilität auch für weniger gravierende Verletzungen als im Rahmen eines Polytraumas [Odenkirchen 1990, Zisack 1992]. Die Blutentnahmen zeigten bei diesen Verletzten bereits präoperativ erhöhte Plättchenfaktor 4- und Fibrinopeptid A-Werte. In der Gruppe der Knöchelfrakturen lagen diese Werte infolge der größeren Gewebstraumatisierung höher als bei den Kapselbandverletzungen des Sprunggelenkes. Postoperativ kam es trotz unmittelbar präoperativ einsetzender „Low-dose-Heparinprophylaxe“ zu einer Gerinnungsaktivierung durch die genannten Veränderungen. Eine zusätzliche Förderung der Hyperkoagulabilität in beiden Kollektiven kam dabei dem signifikanten Abfall der Protein C-Konzentration, einem physiologischen Faktor VIII-Inhibitor, zu [Wesemeyer et al. 1991]. Da die erhöhten Fibrinopeptid A- und Plättchenfaktor 4-Werte am dritten postoperativen Tag wieder unter die präoperativen Werte sanken, wurde angenommen, daß die Hyperkoagulabilität unter Heparinprophylaxe hauptsächlich ein Problem der ersten Tage sei. Andere Untersucher konnten auch bei Patienten mit Hüftgelenks- sowie Femur- und Tibiafrakturen unmittelbar nach dem Trauma die höchsten Gerinnungswerte (Prothrombinfragmente 1 und 2, Antithrombin III-Komplex, Fibrinmonomer sowie Fibrin- und Fibrinogen-Abbauprodukte) nachweisen [Sørensen et al. 1992].

Angesichts dieser Angaben stellt sich aber auch die Frage, warum es nach Unfällen nur bei einem Teil der betroffenen Patienten ohne Prophylaxe zur Manifestation von Thrombosen kommt. Die Anwort auf diese Frage ist bisher in klinischen Untersuchungen nicht gegeben worden, kann aber hypothetisch aufgrund bekannter Einzelaspekte folgendermaßen formuliert werden:

Für die Thromboseentstehung beim Menschen ist anzunehmen, daß im Rahmen des multifaktoriellen und multikausalen Geschehens eine Vielzahl von Substanzen entweder direkt auf die Gerinnungskaskade (z. B. Antithrombin III-Mangel, Gewebsthrombokinase) oder indirekt auf die Synthese der Gerinnungsfaktoren in der Leber einwirkt (z. B. hormonelle Kontrazeptiva, Schwangerschaftshormone). Die Rolle eines Schlüsselenzyms sowohl in der terminalen Phase der zellulären Blutstillung als auch in der Thrombusbildung wird dem Thrombin (Faktor IIa) zugeschrieben, welches sowohl auf die Fibrinbildung im Rahmen der sekundären (plasmatischen) Hämostase als auch auf die Thrombozytenaggregation bei der primären (thrombozytären) Hämostase Einfluß nimmt [Hemker 1994]. Wie bereits erwähnt, sind bisher die primären (genetischen) und sekundären (erworbenen) Störungen der Blutgerinnung nicht vollständig bekannt (s.o.). Darüber hinaus werden seit den 80er Jahren zunehmend Einflüsse verschiedener Faktoren an den Oberflächen der Thrombozyten und vor allem des Endothels im Sinne der lokalen Fibrinolyse beschrieben [Bloom et al. 1994, Breddin 1995], die für die Entstehung der Venenthrombose im Einzelfall jeweils ein Überwiegen der thrombogenen über die fibrinolytischen Vorgänge im Gefäß annehmen lassen. Für Patienten mit Unfallverletzungen ergibt sich aufgrund dieser Hypothesen ein besonderer Bedarf nach weiterer Grundlagenforschung auf diesem bisher vernachlässigten Gebiet.

Venöser Rückstrom und Stase nach Trauma

Die funktionell-anatomische Beschreibung des venösen Rückflußes aus den Beinvenen umfaßt zahlreiche synergistische Pumpmechanismen, von denen vor allem die Wadenmuskelpumpe bedeutend ist, die sich wiederum in einen funktionell bedeutenderen unteren Anteil und einen weniger effektiven oberen Anteil unterteilen läßt [Ludbrook 1962, 1965; Ellerbroek und Varady 1978, Kubik et al. 1988, Rorfors 1991]. Eine weitere effektive Pumpvorrichtung stellt die bekannte Sprunggelenkspumpe dar [Staubesand 1980, Staubesand et al. 1993]. Erst kürzlich wurde darüber hinaus die Rolle der Fußsohlen-Pumpe zur Förderung des venösen Rückstroms umfassend beschrieben und eingehend untersucht [Gardner und Fox 1993]. Außerdem sind nach verbreiterter Ansicht die Kniekehlenpumpe, die Arterien-Pulsationspumpe sowie die Atmungspumpe und der Ventilebenenmechanismus des Herzens in unterschiedlichem Maße an der Förderung des venösen Rückstroms zum Herzen beteiligt [Schmidt und Thews 1995].

Die physiologischen Funktionen des Beinvenensystems sind 1. die Blutspeicherung, 2. der geordnete Blutrückstrom im Rahmen der funktionellen Anpassung bei Lagewechseln und 3. die Thermoregulationsfunktion vor allem des oberflächlichen Venensystems [Marshall 1987]. Für die Funktion der peripheren Venen als Kapazitätsgefäße im Rahmen der allgemeinen Kreislaufregulation sind der Füllungszustand des Niederdrucksystems, der vorherrschende transmurale Druck und der neuroreflektorisch gesteuerte Venentonus entscheidend. Hinzu kommen als Möglichkeiten der Förderung des venösen Rückstroms die Steigerung des kardialen Schlagvolumens, die Senkung des Widerstandes der peripheren Arteriolen und die durch die Atmung stimulierten Pumpmechanismen des Zwerchfells und der Ventilebenen [Bernhard und Gruber 1976].

Bei horizontaler Körperlage herrscht in den extrathorakalen Venen normalerweise ein flaches Druckgefälle in Richtung Thorax vor (postkapilläre Venolen 15-20 mm Hg, kleine Venen 12-15 mm Hg, Vena cava inferior 10-12 mm Hg). Bei ruhigem Stehen hingegen kommt es durch die Schwerkraft zu hydrostatischen Drucken von 90 mm Hg in den oberflächlichen und tiefen Unterschenkel- und Fußvenen bei einer Volumenverlagerung von ca. 500 ml in die Beinvenen.

Diesem hydrostatischen Druck entgegen wirkt der durch das Zusammenspiel verschiedener Muskel- und Gelenkpumpen erzeugte Blutfluß in der unteren Extremität [Übersicht bei Wuppermann 1986]. So erzeugt die Kontraktion der Wadenmuskulatur (Systole) bei intakten Venenklappen einen Druckanstieg im tiefen und oberflächlichen Venensystem, wobei der Anstieg im tiefen System ungefähr 70 mm Hg über dem des oberflächlichen Systems liegt. Nach Abschluß der Muskelkontraktion (Diastole) und bei intakten Venenklappen fließt dann das Blut aus den oberflächlichen Venen, den Muskelvenen und dem Kapillarbett in die tiefen Unterschenkelvenen nach und unterhält die Wirkung der Wadenmuskelpumpe. Durch den vor allem in den Unterschenkelvenen ausgeprägten, dichten Klappenbesatz wird der unter den Pumpaktionen am Fuß und Unterschenkel entstehende Blutfluß herzwärts gerichtet. Da die venösen Druckschwankungen in den Popliteal- und Oberschenkelvenen sehr viel niedriger als in den Wadenvenen auftreten, wird allgemein angenommen, daß keine nennenswerte direkte Pumpwirkung der Muskulatur auf diese Gefäße besteht, sondern daß diese eher als „venöser Windkessel“ dienen. Der gesamte venöse Volumenverlust des Beines beim Gehen wird mit ungefähr 200 ml angegeben, wobei der größte Anteil dieses Blutvolumens aus den Wadenmuskelplexus und den Fußsohlenvenen stammt.

Allerdings können über den Blutfluß in den Muskelvenen bisher nur Hypothesen aufgestellt werden, da Flußmessungen in diesen Gefäßen technisch nicht möglich sind.

Da bereits die Messung des physiologischen Blutflußes beim Gesunden auf technische Schwierigkeiten stößt, erklärt sich damit auch das Fehlen objektiver Messungen des venösen Blutflusses nach Extremitätenverletzungen. Einzelbeobachtungen im Zusammenhang mit Unfallverletzungen lassen sich jedoch zu einer vorläufigen Hypothese des Entstehungsmechanismus der venösen Stase nach Unfällen verknüpfen. So ist aus klinischen Untersuchungen zum pathophysiologischen Entstehungsmechanismus des „Kompartment-Syndroms“ nach Extremitätenverletzungen bekannt, daß es nach Unfallverletzungen zum Anstieg des Gewebedruckes (Normalwert in Ruhe: 5 mm Hg) aufgrund der Ödembildung und nachfolgender venöser Stauung kommt [Moore und Cardea 1977, Übersicht bei Oestern 1991]. Mit zunehmender Schwellung und Druckerhöhung im verletzten Gewebe durch Blutung und Hämatombildung sinkt in der Folgezeit der für die Gewebedurchblutung entscheidende arteriovenöse Gradient ab. Zwar existieren nach der arteriovenösen Gradiententheorie sog. „Autoregulationsmechanismen“, die zunächst zur Senkung des lokalen Gefäßwiderstandes durch eine arterielle Vasodilatation führen. Im Falle einer Beteiligung lokaler Muskelkompartimente, die vor allem am Unterschenkel, aber auch in zahlreichen anderen Körperregionen vorhanden sind, kommt es aber nicht selten zur Dekompensation dieser Autoregulationsmechanismen. Maßnahmen wie Hochlagerung oder Spaltung des Gipsverbandes können allenfalls geringfügige Verbesserungen der Durchblutung erbringen [Halpern und Nagel 1980, Garfin et al. 1981, Weiner et al. 1994]. Infolge des posttraumatisch erhöhten venösen Druckes kann es im Rahmen des „Kompartmentsyndroms“ ab intrafaszialen und intramuskulären Gewebedrucken von 30-40 mm Hg zu einer allgemeinen Minderdurchblutung mit Hypoxie und metabolischem Defizit im Gewebe kommen. In solchen Fällen kann die für diesen Circulus vitiosus verantwortliche Erhöhung des venösen Druckes nur durch die unverzügliche Öffnung des Verbandes und eine ausgiebige Faszienspaltung zur Verminderung des venösen Druckes behoben werden.

Aber auch bei weniger ausgeprägten Verletzungen resultieren infolge von Schmerz und Schwellung häufig verminderte Muskelaktivitäten an den betroffenen Extremitäten. Da durch Muskelkontraktionen aber der durch die Verletzung erhöhte Gewebedruck unter Nutzung venöser und lymphatischer Pumpmechanismen normalerweise gesenkt wird, kommt es generell bei verminderten Muskelfunktionen zu einem verminderten venösen Abfluß [Übersicht bei Gardner und Fox 1993]. Hinzu kommt als staseföndernder Mechanismus bei Unfallverletzten die durch einen immobilisierenden Verband erzielte Gelenkruhigstellung mit begleitender Einschränkung der Muskelaktionen [Weiner et al. 1994]. Daß gerade die Wadenmuskelpumpe bei Immobilisation von Patienten im Oberschenkelgips besonders beeinträchtigt wird, konnte bereits früher durch elektromyographische Untersuchungen belegt werden [Hart et al. 1972]. Die Oberschenkelgipsimmobilisation bei Tibiafrakturen ergab in dieser Untersuchung im Vergleich zu den im Unterschenkelgips immobilisierten Patienten eine qualitativ und quantitativ erheblich stärker eingeschränkte Muskelkontraktilität. Auch neuere Untersuchungen bestätigen die anhaltende Schwächung der Muskelpumpen im Gipsverband und damit auch eine anzunehmende Verminderung des venösen Rückflusses am Bein. So trat nach 4wöchiger Oberschenkelgipsimmobilisation bereits bei gesunden Probanden eine Abnahme des Oberschenkelquerschnittes um 21% bei einer gleichzeitigen Kraftminderung von 52% auf [Veldhuizen et al. 1993].

Trotz der seit langem von Chirurgen beobachteten Kausalkette von posttraumatischer Strömungsverlangsamung und Stase in den Venen bei der Thromboseentstehung liegen dennoch bisher keine exakten Messungen des posttraumatischen Venenflusses vor [Nylander und Semb 1972, Buff 1980, Feldkamp 1981]. Erst mit der Einführung der Duplexsonographie steht eine für den Patienten wenig belastende Untersuchungsmethode zur Verfügung, die auch quantitative Aussagen über den posttraumatischen Venenfluß ermöglicht. In einer prospektiven Studie konnten kürzlich erstmals die venöse Flußgeschwindigkeit, die Gefäßweite und das Flußvolumen bei im Oberschenkel- und Unterschenkelgipsverband immobilisierten Patienten bestimmt werden [Bonnaire et al. 1995]. Die Ergebnisse zeigen, daß es bei der Gipsimmobilisation nach Operationen am Bewegungsapparat zu einer deutlichen Verringerung der venösen Flußgeschwindigkeit kommt. Darüber hinaus wurde eine signifikante Dilatation der Beinvenen von bis zu 20% beobachtet, die nicht nur das traumatisierte und immobilisierte, sondern auch das gesunde Bein betraf. Die gemessenen Veränderungen im Sinne einer venösen Stase waren an der immobilierten Extremität auch 6 Wochen nach dem Trauma noch nachweisbar.

Zusammenfassend wird der Einfluß der Stase für die Thrombosentstehung – wie bereits von Virchow vermutet – heute eher unbedeutender als die Beeinflußung durch die direkte Endothelschädigung der Venen und die posttraumatische Hyperkoagulabilität bewertet. Zur Begründung dieser allgemein verbreiteten Ansicht dient unter anderem, daß es tierexperimentell durch alleinige Unterbindung einer Vene nicht gelingt, mit hinreichender Sicherheit Thrombosen zu erzeugen [Hladovec 1989]. Andererseits war bis zu Beginn der 80er Jahre im deutschsprachigen Schrifttum der Einfluß der Stase auf die Thromboseentstehung auch aufgrund experimenteller Untersuchungen unbestritten und diente als wissenschaftliche Begründung zahlreicher physikalischer Prophylaxemaßnahmen in der Klinik [Übersichten bei Mühe 1977, 1980; van den Berg 1983]. Auch heute sprechen neuere experimentelle und klinische Untersuchungen (wieder) für einen Zusammenhang von venöser Stase und Thrombogenese. Während bereits früher bei venöser Stauung eine Aktivierung des plasmatischen Gerinnungssystems bei gleichzeitiger thrombozytärer Aktivierung nachgewiesen werden konnte [Vinazzer und Loew 1978], wurde kürzlich in tierexperimentellen und klinischen Untersuchungen eine Venendilatation gezeigt, die mit einer generalisierten Schädigung des venösen Endothels einherging [Stewart et al. 1983, Comerota et al. 1994]. Bei Bestätigung dieser und neuerer Befunde auch für unfallverletzte Patienten mit Extremitätenverletzungen wäre die seit langem klinisch beobachtete Häufung von Thrombosen nach Unfällen und Gipsimmobilisation wissenschaftlich erklärbarer als bisher.

Klinischer Verlauf bei Venenthrombose

Der klinische Verlauf nach Auftreten einer tiefen Venenthrombose beinhaltet prinzipiell 5 Möglichkeiten [May und Nissl 1959, Ramaswami und Nicolaides 1994]:

1. Spontane Fibrinolyse, 2. Thrombuswachstum, 3. Embolisation,
4. postthrombotisches Syndrom und 5. Rezidiv-Thrombose.

Im folgenden soll zunächst anhand der bisher bekannten klinischen Beobachtungen das Faktenwissen zu diesen Verlaufsmöglichkeiten zusammengefaßt werden. Dabei stützen sich die Angaben auf pathologisch-anatomische Daten in der Literatur, auf phlebographische Studien sowie auf Untersuchungen mit Hilfe des Radiofibrinogen-Testes. Demnach liegen die Ursprungsorte tiefer Beinvenenthrombosen am Unterschenkel häufig in den Soleus-Muskelvenen und gelegentlich auch in den Plantarvenen [Deneke 1929, Fischer und Holland 1967, Nicolaides et al. 1971a, Havig 1977]. An einem chirurgisch operativ behandelten Patientenkollektiv konnte gezeigt werden, daß die mittels des Radiofibrinogen-Testes bei 132 Patienten nachgewiesenen tiefen Beinvenenthrombosen zu etwa 30% in den tiefen Wadenvenen begannen [Kakkar et al. 1969]. Nur die Hälfte dieser Patienten zeigte aber klinische Zeichen einer Venenthrombose. Ein Drittel dieser Venenthrombosen löste sich innerhalb von 72 Stunden wieder spontan auf, während die übrigen Thrombosen persistierten. Von diesen Thrombosen blieb die Mehrzahl (73%) auf die tiefen Unterschenkelvenen begrenzt. Von den übrigen, nach proximal in die tiefen Oberschenkelvenen wachsenden Thrombosen embolisierte etwa die Hälfte in die Lunge, wobei nur einer der Patienten mit Lungenembolie zuvor Zeichen einer Beinvenenthrombose aufwies.

In einer weiteren Übersichtsarbeit über den natürlichen Verlauf der Beinvenenthrombose konnte anhand phlebographischer Studien gezeigt werden, daß bei 2140 erfaßten Patienten in etwa der Hälfte der Fälle Wadenvenenthrombosen entstanden [Philbrick und Becker 1988]. Auch von diesen Thrombosen setzten sich bis zu 20% in die Oberschenkelvenen fort. Bei Patienten mit isolierten Unterschenkelvenenthrombosen traten keine tödlichen Lungenembolien auf. Bei den beobachteten Fällen von Lungenembolien kam es stets vorher zum Fortschreiten der Thrombosen in die Oberschenkelvenen. Nach symptomatischen Unterschenkelvenenthrombosen kam es bei 29% der Patienten zu Rezidiv-Thrombosen. Durch Antikoagulation konnten sowohl das Thrombuswachstum als auch die Lungenembolie und Frühthromboserezidive verhindert werden.

Diese allgemein gültigen Zahlenangaben konnten durch weitere prospektive Untersuchungen bestätigt werden [International Multicenter Trial 1975, Lohr et al. 1991]. Für Patienten mit Unfallverletzungen liegen aus der jüngeren Vergangenheit kaum noch Untersuchungen zum Spontanverlauf nach tiefen Venenthrombosen vor. Die älteren Arbeiten zum Verlauf nach phlebographisch gesicherten *lokalen Thrombosen* bei Patienten mit Unterschenkelfrakturen haben daher nichts an ihrer Bedeutung eingebüßt, zumal durch die heute verbreitete Thromboembolie-Prophylaxe in der Unfallchirurgie Thrombosen seltener als früher beobachtet werden.

1. Spontane Fibrinolyse – Bereits in den 60er Jahren wurde diskutiert, wann und wie häufig es zur Rekanalisation tiefer Venenthrombosen nach Unfällen kommt [Bergvall und Hjelmstedt 1968]. An 33 Patienten mit *lokalen Thrombosen* nach Tibiafrakturen konnte gezeigt werden, daß die Rekanalisation am Unterschenkel ohne Heparintherapie nur in Ausnahmefällen nach 3 Jahren stattgefunden hatte. Mehrere Untersucher konnten damals zeigen, daß es innerhalb der ersten 5 Tage nach Thromboseentstehung unter Heparinbehandlung zur Thrombolyse kommen kann. Allerdings muß bei dieser Diskussion bedacht werden, daß auch ein mit dem Blutstrom davongetragener Thrombus als „lysiert" imponieren kann. Der Begriff der Rekanalisation sollte daher dem gesicherten Vorgang der Bildung eines neuen Lumens in einem organisierten Thrombus vorbehalten bleiben, wobei es hierbei auch regelmäßig zur Zerstörung der Venenklappen kommt [Hongler et al. 1976].

2. Thrombuswachstum – Detaillierte Untersuchungen zum Fortschreiten der häufig beobachteten lokalen Unterschenkelvenenthrombosen nach Unfällen liegen nicht vor. Anderseits kann aus den bekannten Untersuchungen zum allgemeinen Verlauf nach Thombosen der Unterschenkelvenen (s.o.) geschlossen werden, daß wahrscheinlich in etwa 20% der Fälle von Unterschenkelvenenthrombosen mit dem Fortschreiten der Thrombose in die tiefen Oberschenkelvenen gerechnet werden kann, falls die klinischen Verläufe nach postoperativ und posttraumatisch entstandenen Thrombosen einander entsprechen. Demnach wäre anzunehmen, daß das Auftreten tödlicher Lungenembolien nach isolierten Unterschenkelvenenthrombosen eher unwahrscheinlich ist und derartige Ereignisse erst mit dem Thrombuswachstum in die tiefen Oberschenkelvenen wahrscheinlicher werden [Ramaswami und Nicolaides 1994].

3. Embolisation – Für die bisher gut untersuchten Patientengruppen mit tiefen Beinvenenthrombosen nach Hüftfrakturen und Tibiafrakturen ergaben sich ohne Prophylaxe Lungenembolieraten zwischen 10 und 46% in Abhängigkeit von den Untersuchungsmethoden (Perfusionsszintigraphie bzw. Autopsie) und Verletzungsarten [Salzmann und Harris 1976]. Tödliche Lungenembolien wurden in einer Zusammenstellung von 1040 Patienten mit Hüftfrakturen ohne Prophylaxe in 5,9% der Fälle noch in den 60er und 70er Jahren beobachtet [Bergqvist 1983]. Eine weitere Sammelstatistik bestätigt diese Angaben und gibt für Patienten mit Tibiafrakturen ohne Prophylaxe in 0,5–1,3% der Fälle tödliche Lungenembolien an [Salzmann und Harris 1976]. Auch nach weniger schweren Verletzungen, die im Gipsverband konservativ behandelt wurden und bei denen Beinvenenthrombosen auftraten kam es in 9,6% zu Lungenembolien [Pick et al. 1982].

Trotz dieser Zahlenangaben bleibt eine Unsicherheit über die tatsächliche Inzidenz von Lungenembolien im unfallchirurgischen Patientengut. Da Autopsien in der Regel eine mehrfach höhere Lungenembolierate als klinische Studien angeben und auch ausgeprägte Lungenembolien aufgrund des erheblichen Fibrinolysepotentials der Lunge beim kreislaufgesunden Patienten folgenlos toleriert werden können, war dies Anlaß für eine prospektive Untersuchung zur Häufigkeit und Symptomatologie der Lungenembolie in Abhängigkeit von der Lokalisation der tiefen Beinvenenthrombose [Stiegler et al. 1991]. Bei 57% der Patienten mit Thrombosen konnten unabhängig von der Thromboselokalisation Lungenembolien szintigraphisch gesichert werden, wobei ein Drittel asymptomatisch war und nur 2 tödliche Lungenembolien bei Mehretagenthrombosen auftraten. Frakturen der unteren Extremität waren in 18,5% dieser Patienten Ursachen für das Autreten der Thrombosen.

4. Postthrombotisches Syndrom – Als postthrombotisches Syndrom wird das Auftreten von Schmerzen, Schwellneigung, Hautpigmentierung und Ulzerationen bei Patienten in Folge von tiefen Beinvenenthrombosen bezeichnet. In älteren Arbeiten konnte gezeigt werden, daß 9 Monate nach Beinvenenthrombosen bei operativ versorgten Hüftfrakturen 85% der Patienten postthrombotische Zeichen trotz phlebographischer Rekanalisation aufwiesen. Bei Patienten mit Tibiafrakturen traten 13–17 Jahre nach dem Unfall bei 21% der Patienten Zeichen der venösen Insuffizienz auf [Willén et al. 1982].

In einer weiteren Langzeituntersuchung wurden im Mittel 11 Jahre nach Unterschenkelschaftbrüchen bei 60 Patienten je zur Hälfte posthrombotische Beschwerden und Zeichen eines postthrombotischen Syndroms nachgewiesen [Aitken et al. 1987]. Auch nach offenen Unterschenkelbrüchen war bei jedem zweiten Patienten das venöse System trotz optimaler operativer Versorgung relevant geschädigt [Buchholz et al. 1995]. Auch nach weniger schweren Verletzungen, die im Gipsverband konservativ behandelt wurden und bei denen Thrombosen und Lungenembolien auftraten, bestand in 17% der Fälle ein postthrombotisches Syndrom [Pick et al. 1982].

Andererseits zeigte aber eine Untersuchung an 150 Patienten mit verschiedenen Beinbrüchen ohne sicher nachgewiesene Venenthrombosen, daß zwar im Durchschnitt 9 Jahre nach dem Unfall die klinischen Beschwerden im Sinne einer Insuffizienz der tiefen Beinvenen am verletzten Bein ausgeprägter waren, daß jedoch objektive Messungen keinen signifikanten Unterschied in der Ausprägung der chronisch venösen Insuffizienz zwischen dem verletzten und unverletzten Bein ergaben [Lindhagen et al. 1985]. Somit ist letztlich der genaue Zusammenhang zwischen Unfallverletzung und chronisch-venösen Beschwerden bisher nicht in allen Einzelheiten geklärt. Selbst beim Normalverlauf nach tiefen Beinvenenthrombosen bestehen zusätzliche methodische Schwierigkeiten in der Erfassung des postthrombotischen Syndroms durch die häufig erst nach Jahren auftretenden Symptome. So zeigen ältere Arbeiten, daß die Mehrzahl venöser Beinulzera erst 20 Jahre nach dem akuten Thromboseereignis auftreten [Gjöres 1956].

Nach isolierten Unterschenkelvenenthrombosen tritt ein postthrombotisches Syndrom nach adäquater Therapie später auf [Widmer et al. 1994]. Nach Thrombosen der weiter proximal gelegenen tiefen Beinvenen werden hingegen trotz Therapie bis zu 45% postthrombotische Syndrome beschrieben [Browse et al. 1974]. Als ursächlich für diese Unterschiede wird die Zerstörung der poplitealen Venenklappen durch Thrombosierung genannt [Shull et al. 1979, Markel et al. 1992, Monreal et al. 1993]. Darüber hinaus trägt die noch nach Jahren inkomplette Rekanalisation nach Beinvenenthrombosen zur

Ausprägung des postthrombotischen Syndroms bei [Bergquist 1983, Ramaswami und Nicolaides 1994].

Die Vermeidung dieser Langzeitfolgen begründet die aktive Verhinderung des Fortschreitens von Unterschenkelvenenthrombosen durch adäquate Antikoagulation bzw. Lyse und Kompressionstherapie im Sinne einer Sekundärprophylaxe [Rudofsky und Timmermann 1993]. Dennoch entwickelten noch 8% der Patienten nach erfolgreicher Lysebehandlung im Vergleich zu 39% der Patienten ohne Therapieerfolg nach 13 Jahren ein postthrombotisches Syndrom [Eichlisberger et al. 1994, Widmer et al. 1994].

5. Rezidiv-Thrombose – Allgemein gelten postthrombotische Vorschäden als eindeutige Risikofaktoren für das Auftreten weiterer Beinvenenthrombosen (s.o.). Auch bei unfallchirurgischen Patienten sollte dieser bedeutende Risikofaktor daher stets bei der Einschätzung des individuellen Thromboserisikos besonders mitberücksichtigt werden [Koppenhagen und Häring 1995].

Daß eine Langzeitantikoagulation mit Cumarin (Dauer: 3 Monate bei Unterschenkelthrombosen, 6 Monate bei Oberschenkelthrombosen) zur Verhinderung von Frührezidiven sinnvoll ist, gilt als gesichert [Lagerstedt et al. 1985, Hirsh 1995]. In einer weiteren Studie konnten Rezidive von Unterschenkelvenenthrombosen mit niedrigdosiertem Heparin erfolgreich verhindert werden, während proximale Venenthrombosen so nicht ausreichend verhindert wurden [Hull et al. 1979]. Eine weitere Untersuchung zeigte, daß Patienten mit proximalen Beinvenenthrombosen initial eine intravenöse Dauerheparinisierung für 5 Tage erhalten sollten, da subkutane Heparingaben zu signifikant häufigeren Rezidiven führten [Hull et al. 1990].

Aktuelles Konzept der Thrombosediagnostik

Angesichts der Probleme in der Diagnostik tiefer Beinvenenthrombosen bei Patienten mit Unfallverletzungen ist ein diagnostisches Verfahren wünschenswert, das eine hohe Treffsicherheit aufweist und großzügig eingesetzt werden kann. Weitere Forderungen sind eine einfache und kostengünstige Verfügbarkeit, beliebiger Wiederholbarkeit und Nebenwirkungsfreiheit vor allem hinsichtlich der Strahlenbelastung [Übersichten bei Habscheid 1991, Strandness 1990, Fobbe und Koppenhagen 1995]. In der klinischen Routine sind diagnostische Screeninguntersuchungen zwar technisch möglich, werden aber aufgrund der damit verbundenen Kosten für Patientengruppen mit hohem Thromboserisiko bisher nicht praktiziert. Trotzdem können mittels geeigneter diagnostischer Verfahren tiefe Venenthrombosen besser als früher nachgewiesen werden. Als Screeningverfahren kommen theoretisch die folgenden Vorgehensweisen in Frage:

1. Bestimmung einer genetischen Thrombose-Prädisposition (z. B. Resistenz gegen aktiviertes Protein C infolge einer Strukturanomalität des Faktors Va).
2. Ausschluß einer gerade ablaufenden Thrombose durch Bestimmung eines normalen D-Dimer-Plasmaspiegels.
3. Durch sonographischen Thromboseausschluß [Goldhaber 1994].

Die bildgebende Sonographie erfüllt im Vergleich zu den beiden anderen Diagnoseverfahren viele der genannten Idealkriterien des Thrombosenachweises. Vor allem im Vergleich zur Phlebographie ergeben sich die folgenden Gesichtspunkte:

1. Die Treffsicherheit der Sonographie wird bisher stets im Vergleich zur Phlebographie angegeben, obwohl auch bei der Phlebographie in Abhängigkeit von der technischen Durchführung und der Erfahrung des Untersuchers mit falschen Befunden zu rechnen ist [Picolet et al. 1990].
2. Durch die zusätzliche Darstellung der Weichteile und die Erfassung thrombotischer Prozesse in Gefäßarealen wie den Muskelvenensinus, die bei der routinemäßigen Phlebographie nicht dargestellt werden, ergänzt die Sonographie die Aussage der Phlebographie. In der Diagnostik der tiefen Beinvenenthrombose sollte die bildgebende Sonographie mit der Technik der Kompressionsuntersuchung (Abb. 3 und 4) daher stets als erstes Verfahren im Sinne einer Screeninguntersuchung angewendet werden [Rudofsky et al. 1982, 1992; Rudofsky 1990].
3. Ein negativer Ultraschallbefund schließt eine Oberschenkelvenenthrombose mit ausreichender Sicherheit aus. Da bisher mit den zur Verfügung stehenden Ultraschallgeräten in der Regel nur etwa 90% der isolierten Un-

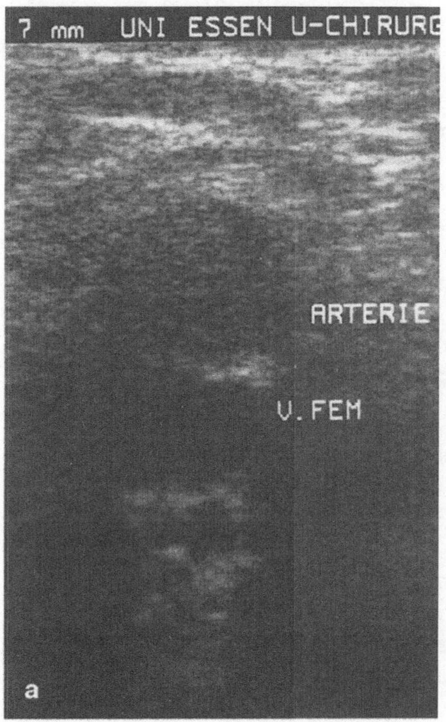

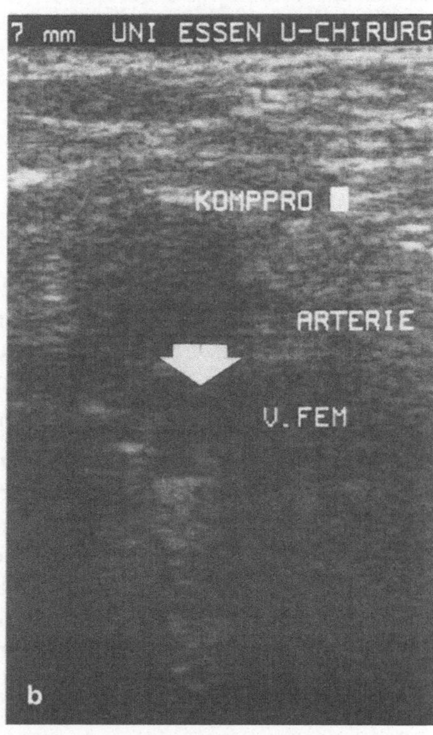

Abb. 3 a, b. Normalbefund bei einer Kompressionssonographie der V. femoralis (**a** – regelrechtes Venenlumen im Querschnitt; **b** – komprimierbares Lumen bei Druck mit dem Schallkopf)

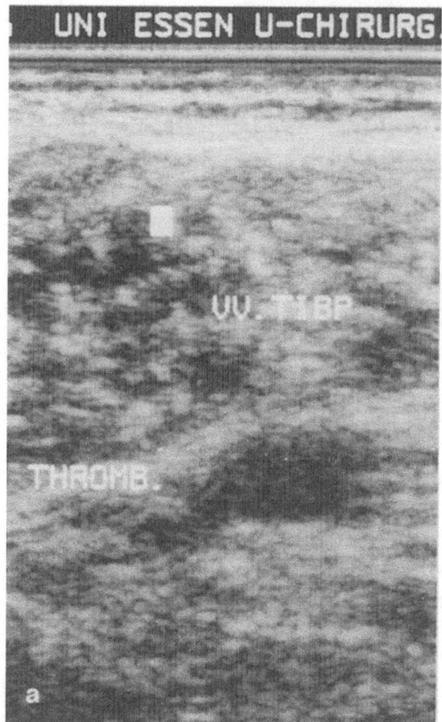

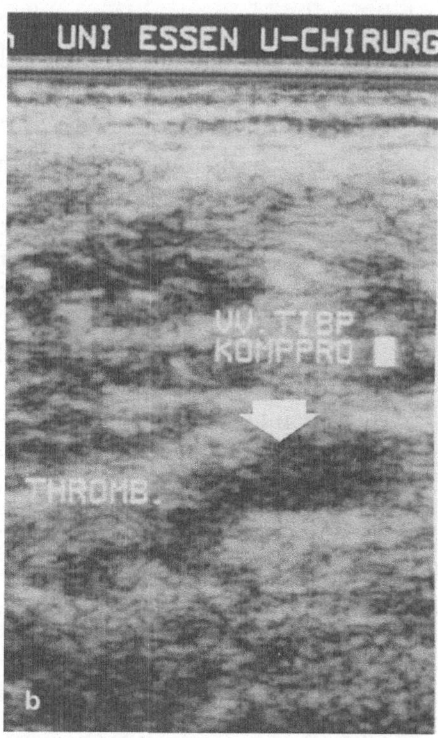

Abb. 4a, b. Kompressionssonographie bei Thrombose der V. tibialis post. (**a** – thrombosiertes Venenlumen im Querschnitt; **b** – Lumen bei Druck mit dem Schallkopf nicht komprimierbar)

terschenkelverschlüssen korrekt erkannt werden können, ist ein Thromboseausschluß in diesem Bereich nur eingeschränkt möglich. Bei dringendem Thromboseverdacht sollte daher am Unterschenkel trotz negativen Ultraschallbefundes eine Phlebographie durchgeführt werden.

Dennoch müssen als Hauptnachteile der Sonographie die Verfügbarkeit eines erfahrenen Untersuchers und eines geeigneten, hochauflösenden Ultraschallgerätes genannt werden. Weitere Einschränkungen sind die häufig erschwerte Beurteilbarkeit der Beinvenen bei Adipositas, bei erheblicher Weichteilschwellung (z. B. im Bereich frischer Wunden) und bei mangelnder Kooperationsfähigkeit des Patienten (vor allem für die Beurteilung der Unterschenkelvenen). In derartigen Fällen ist bei begründetem Thromboseverdacht stets die Phlebographie vorzuziehen. Bei ambulanten unfallchirurgischen Patienten spielen derartige Probleme jedoch nur eine untergeordnete Rolle. Ein neues Gesamtkonzept zur Thrombosediagnostik bei ambulanten Patienten (Schema 2) sollte daher in weiteren klinischen Studien auch bei ambulanten unfallchirurgischen Patienten bestätigt werden. Bei Patienten mit einer anamnestisch hohen Wahrscheinlichkeit für eine tiefe Beinvenenthrombose könnte diese mit großer Sicherheit sonographisch nachgewiesen werden [Wells et al. 1995].

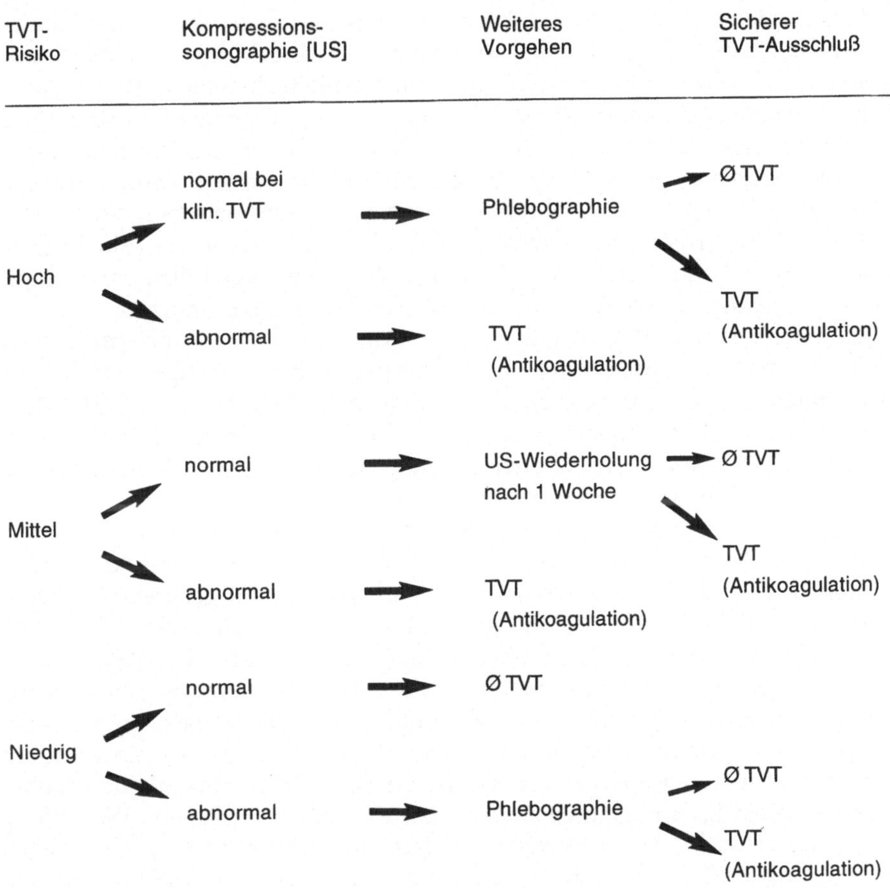

Schema 2. Diagnostik tiefer Beinvenenthrombosen (TVT) bei ambulanten Patienten [mod. n. Wells et al. 1995]

1.3 Ansätze der Thromboseprophylaxe

Die Ziele der Anwendung einer generellen Thromboseprophylaxe im stationären Bereich sind die Entstehung und Ausbreitung tiefer Venenthrombosen mit der Frühkomplikation der Lungenembolie und dem Auftreten eines postthrombotischen Syndroms als Spätfolge zu verhindern. Diese Ziele verfolgt auch die Thromboseprophylaxe im ambulanten Bereich.

Nach aktuellen Umfragen wird heute in Deutschland in allen chirurgischen und in der überwiegenden Mehrzahl der orthopädischen Kliniken neben der physikalischen Thromboseprophylaxe auch eine Form der medikamentösen Prophylaxe betrieben [Klempa et al. 1992, Schmidt und Hackenbroch 1995]. In Großbritannien verwenden 90% der auf eine entsprechende Umfrage antwortenden, orthopädischen Chirurgen eine Thromboseprophylaxe (83% medikamentöse Formen, 7% elastische Strümpfe) [Cooke 1994]. Damit hat die postoperative Thromboembolieprophylaxe in den westeuropäischen Ländern auch im Vergleich zu den USA in den letzten 10 Jahren eine erhebliche Aufwertung erfahren, wenn auch hinsichtlich der Modalitäten ausgeprägte nationale und internationale Unterschiede bestehen. Diese Unterschiede waren der Anlaß für die Entstehung der „Europäischen Konsensus Erklärung" im Jahre 1991, in die nur das in qualifizierten Untersuchungen („Level I-Studien") nachgewiesene medizinische Wissen zur Thrombogenese, Thrombosediagnostik und Thromboseprophylaxe aufgenommen wurde [Nicolaides 1992]. Demnach werden heute Unfallpatienten in die „Hochrisiko-Kategorie" für die Entstehung thromboembolischer Komplikationen eingestuft und bedürfen einer besonders effektiven Form der Prophylaxe.

In einer erstmals 1995 durchgeführten „Welt-Konsensus-Konferenz" wurde eine erweiterte Diskussion um die Etablierung weltweit gültiger Prophylaxe-Richtlinien geführt [Nicolaides 1995]. Demnach wäre eine medikamentöse Thromboembolie-Prophylaxe heute neben der physikalischen Thromboseprophylaxe als Basismaßnahme auch im Bereich des mittleren und niedrigen Thromboserisikos weltweit anerkannt.

In Deutschland gelten nach dem derzeitigen Stand medizinischer Erkenntnisse (Tab. 4) Traumapatienten und Patienten mit Gipsimmobilisation nach orthopädischen Wahleingriffen an der unteren Extremität generell als Risikopatienten für die Entstehung thromboembolischer Komplikationen [Carstensen 1993 a, b; Haas und Haas 1992, 1993; Breddin und Encke 1995]. Diesen Empfehlungen zur Thromboseprophylaxe bei stationären und ambulanten Patienten entsprechend sind 1. die subcutane Low-dose-Heparin-Applikation, 2. die Verabreichung oraler Antikoagulantien und 3. die subkutane Injektion niedermolekularen Heparins zur medikamentösen Thromboembolie-Prophylaxe vor allem im ambulanten Bereich, auf den sich die folgende Darstellung beschränken soll, am wirksamsten [Schmit-Neuerburg 1990, Koppenhagen und Häring 1992, 1995]. Allgemein wird gefordert, daß die Wirksamkeit und Verträglichkeit für jedes Präparat und für die gewünschte Indikation separat nachgewiesen werden sollte [Weber und Koppenhagen 1991, Koppenhagen und Häring 1995].

Tabelle 4. Risikoeinschätzung der Häufigkeit von Thrombosen und Lungenembolien im stationären Bereich der Chirurgie [mod. n. Koppenhagen & Häring 1995, Breddin & Encke 1995]

Komplikationen	Niedriges	Mittleres Thrombose-Risiko	Hohes
Distale Thrombose (Wade)	<10%	10–40%	40–80%
Proximale Thrombose (iliofemoral)	< 1%	2–10%	10–30%
Klinische Lungenembolie	0,2%	1–8%	5–10%
Tödliche Lungenembolie	< 0,01%	0,1-0,7%	1–5%

Niedriges Risiko	Unkomplizierte Operationen, kein zusätzliches Risiko
Mittleres Risiko	OP über 40 Jahre, mehr als 1 Stunde, mind. 1 zusätzl. Risiko
Hohes Risiko	Orthopäd. OP, frühere Thrombose oder LE, ausgedehnte Malignome. OP, mehr als 1 zusätzliches Risiko
Risiko-Faktoren	Adipositas, höheres Alter, Karzinom, Immobilisation, Hormon-Kontrazept., Varikosis, Nikotin, Herz-Kreislauf-Erkrankung, etc.

1. Cumarine – Der langsame Wirkungseintritt, die Anfälligkeit dieser Substanzgruppe gegen Interferenzen durch andere Arzneimittel, die individuelle Dosierung unter Kontrolle der Gerinnungsfaktoren bis zu einem Quick-Wert zwischen 15 und 25% des Normalwertes und die mögliche Gefahr der überschießenden Gerinnungsfähigkeit des Blutes nach plötzlichem Absetzen müssen als Nachteile dieser Substanzen zur ambulanten Thromboseprophylaxe genannt werden. Klassische Nebenwirkungen der Cumarine sind Blutungen in alle Hohlorgane, das Zentralnervensystem, subkutane Hämatome und Wundblutungen, hämorrhagische Hautnekrosen und Störungen der Frakturheilung [Stinchfield et al. 1956, Blum 1964, Kurz 1986, Kuschinsky und Lüllmann 1993, Wenzel et al. 1993]. Als gesicherte Indikationen für die Anwendung von Cumarinen gelten laut Empfehlung der Bundesärztekammer bisher nur die Therapie und die Rezidiv-Prophylaxe venöser bzw. arterieller Thrombosen und Embolien unter individueller Abwägung des Nutzens und des Risikos bei sorgfältiger Beachtung der Kontraindikationen und Überwachung der Therapie [Arzneimittelkommission 1993]. Wegen der Teratogenität der Cumarine stellt deren Anwendung in der Schwangerschaft eine Kontraindikation dar. Daher läßt eine Nutzen-Risiko-Analyse die Verwendung dieser Substanzen auch heutzutage allenfalls in der ambulanten Langzeitprophylaxe bei hohem individuellen Thromboserisiko zu [Spieler et al. 1972, Spieler 1973].

2. Thrombozyten-Aggregationshemmer – Die Wirkung von Azetylsalizylsäure auf die Thrombozyten-Aggregation verhindert nach dem aktuellen Stand wissenschaftlicher Grundlagenforschung nicht sicher die Bildung von Fibrin-Thromben im venösen System [Kuschinsky und Lüllmann 1993]. Die Ergebnisse von vier klinischen Arbeitsgruppen in der Orthopädie und Traumatologie ergeben ebenfalls Widersprüche zur antithrombotischen Wirksamkeit dieser Substanz am Venensystem [Haas und Haas 1992, 1993]. Somit existiert bisher kein wissenschaftlicher Beweis für die ausreichende Wirksamkeit von Azetylsalizylsäure zur Prophylaxe venöser Thromboembolien. Dennoch wurde erst kürzlich im angelsächsischen Sprachraum eine prospektive Multicenter-Studie bei Hochrisiko-Patienten mit Hüftgelenksfrakturen unter Thromboseprophylaxe mit Azetylsalizylsäure begonnen, deren Ergebnisse mit Spannung erwartet werden dürfen [McMahon et al. 1994]. Im deutschen Sprachraum werden Thrombozyten-Aggregationshemmer und Antirheumatika zur medikamentösen Prophylaxe tiefer Venenthrombosen bisher als ungeeignet angesehen [Schmit-Neuerburg 1990, Koppenhagen und Häring 1992, 1995].

3. Niedrigdosiertes Heparin – Heparin wurde laut einer Umfrage im Jahr 1990 in 48% der befragten deutschen Chirurgie-Abteilungen in niedriger Dosierung zur venösen Thromboembolieprophylaxe verwendet [Klempa et al. 1992]. Zu den Wirkmechanismen der gut untersuchten unfraktionierten Heparine sei an dieser Stelle auf die ausführliche Spezialliteratur verwiesen [Lane und Lindahl 1989]. Die Wirksamkeit von Heparin in niedrigdosierter Anwendung auch bei Hochrisiko-Patienten in der Unfallchirurgie ist zweifelsfrei für die Senkung der Thromboseraten und für die Senkung des Lungen-

Tabelle 5. Vergleich der bisher untersuchten Eigenschaften von konventionellem und niedermolekularem Heparin [Quelle: Barrowcliffe et al. 1992]

Wirkungsweise	Niedermolekulares Heparin	Konventionelles Heparin
Inhibierung von Faktor Xa	+++	++
Inhibierung von Faktor IIa	+	++
Endothelwirkung	+	+++
Biologische Halbwertzeit	++++	++
Thrombozytenwirkung	+	++
Blutungskomplikationen	+	+

embolie-Risikos erwiesen [Bruhn 1993, Kakkar 1994]. Die gesicherten Wirkmechanismen der unfraktionierten Heparine in der Thromboseprophylaxe sind gut bekannt (Tab. 5).

Als klinisch relevante Nebenwirkungen der Heparin-Prophylaxe werden Blutungen, allergischen Reaktionen, Osteoporose in Abhängigkeit von Dosis und Applikationsdauer und sehr selten ein reversibler Haarausfall genannt [Kurz 1986]. Auch die verstärkte Blutungsneigung durch Interaktion von Heparin und Azetylsalizylsäure ist bekannt [Yett et al. 1978]. Neuerdings sind zunehmend allergische Reaktionen gegen das körperfremde Heparin oder möglicherweise auch gegen pharmazeutische Hilfsstoffe publiziert worden, die sich in lokalen Hautreaktionen und auch in systemischen Reaktionen äußern.

Heparin-induzierte Thrombozytopenien vom stets reversiblen und komplikationslosen Typ I sowie vom schwerwiegenderen Typ II können durch engmaschige Kontrolle der Thrombozytenzahlen vor und während der Heparin-Prophylaxe rechtzeitig erkannt werden und lassen eine wohlüberlegte Kosten-Nutzen-Analyse der Indikation zur medikamentösen ambulanten Thromboseprophylaxe unter Verwendung von konventionellem Heparin ratsam erscheinen [Arzneimittelkommission 1994, 1994a, Kelton 1986, Kikta et al. 1993, Koppenhagen und Häring 1992, 1995; Korninger 1991]. Besonders ist die Typ-II Thrombozytopenie zu beachten, die unter konventioneller Heparin-Gabe innerhalb von 6–14 Tagen und bei Re-Exposition sogar innerhalb weniger Stunden beobachtet wurde [Becker und Miller 1989, Greinacher und Müller-Eckhardt 1991, 1991a, Greinacher 1997]. Daher muß auch im ambulanten Bereich eine fortlaufende Kontrolle der Thrombozyten-Zahlen entsprechend den Vorgaben der Hersteller erfolgen, was neben der erforderlichen täglichen Mehrfachgabe die Praktikabilität der ambulanten Thromboseprophylaxe vielerorts erschweren dürfte.

Dem Kliniker außerdem empirisch wohlbekannt sind eine Reihe von Bedingungen und Risikokonstellationen (z. B. Malignome, Infektionen, thrombotische Vorschäden... s.o.), unter denen der Thromboseschutz durch Low-dose-Heparin ausbleibt. Die Zahlen symptomatischer Beinvenenthrombosen in der eigenen Klinik trotz konsequent durchgeführter Thromboseprophylaxe mit Kompressionsstrümpfen und verschiedenen Heparinen (Tab. 6) verdeutlichen das bestehende Restrisiko [Stürmer und Kock 1991, 1994]. Dennoch – wenn auch nicht unwidersprochen – scheint nach heutiger Einschätzung der

Tabelle 6. Phlebographisch gesicherte Inzidenz symptomatischer Beinvenenthrombosen bei Patienten mit Unfallverletzungen und Thromboseprophylaxe in der Abt. f. Unfallchirurgie des Universitätsklinikum Essen 1990 [Stürmer & Kock 1991]

Lokalisation	n	Thrombose (%)	n	Prophylaxe
Becken	73	0	0	15000 IE Heparin i.v./s.c.
Hüfte	128	6,3	8	15000 IE Heparin oder NMH + DHE s.c.
Oberschenkel	99	4,0	4	NMH + DHE s.c.
Kniegelenk	142	1,4	2	NMH + DHE s.c. oder NMH s.c.
Unterschenkel	170	6,4	11	NMH s.c.
OSG und Fuß	139	2,8	4	NMH s.c.
Gesamt	751	3,9	29	

Nutzen der medikamentösen Thromboseprophylaxe mit Heparin im stationären Bereich die Risiken dieser und anderer Prophylaxeformen zu überwiegen [Arznei-Telegramm 1994].

4. Niedermolekulares Heparin – In zahlreichen Untersuchungen wurde als der bedeutendste Unterschied der niedermolekularen Heparine eine gegenüber dem konventionellen, unfraktionierten Heparin höhere anti-Faktor Xa – Aktivität (Tab. 5) bei verbesserter Bioverfügbarkeit herausgestellt [Pindur et al. 1990, Barrowcliffe et al. 1992]. Der gesicherte Vorteil des von uns auch im ambulanten Bereich verwendeten niedermolekularen Heparins gegenüber den konventionellen Heparin ist somit in der längeren Wirkdauer zu sehen, die eine einmal tägliche Injektion bei gleicher antithrombotischer Wirksamkeit ermöglicht.

Die Blutungsgefahr ist in neueren Untersuchungen im Vergleich zur konventionellen Heparin-Prophylaxe nicht geringer, spielt aber bei ambulanter konservativer Therapie im Gipsverband eine eher untergeordnete Rolle [Haas und Bieghold 1989, Harenberg et al. 1987, Kock et al. 1994]. Ebenso wie beim konventionellen Low-dose-Heparin ist auch bei der Anwendung niedermolekularer Heparine prinzipiell mit der Möglichkeit der Thrombozytopenie zu rechnen, wenngleich bisher nur wenige prospektiven Untersuchungen zur wahrscheinlich geringeren Häufigkeit dieser Komplikation im Vergleich zum unfraktionierten Heparin vorliegen [Eichinger et al. 1991, Kelton 1986, Korninger 1991, Mohr und Lenz 1991, Greinacher 1997]. Eine aktuelle prospektive Untersuchung zur Häufigkeit des Heparin-Antikörpernachweises und der Heparin-induzierten Thrombozytopenie mit Thrombosen bestätigt einen signifikanten Unterschied bei der Anwendung unfraktionierter und niedermolekularer Heparine [Warkentin et al. 1995]. In der eigenen Untersuchung trat bei ambulanter Anwendung von niedermolekularem Heparin ebenfalls keine derartige Komplikation auf [Kock et al. 1994].

In jedem Fall sollte aber bei einer Thrombozytopenie unter Heparingabe das Heparin abgesetzt werden und eine entsprechende Stufendiagnostik erfolgen [Arzneimittelkommision 1994, Greinacher und Müller-Eckhart 1991 a, b, Greinacher 1997]. Als Optionen zur Fortsetzung der Thromboseprophylaxe gelten zur Zeit Cumarine und Orgaran, nicht jedoch niedermolekulare

Heparine [Turpie 1994]. Welche Rolle frühere Heparin-Expositionen bei der Entstehung des noch weitgehend ungeklärten „White-clot-Syndroms" spielen, und die Frage, ob die Spezifität der nachgewiesenen Heparin-Antikörper stets mit dem Auftreten einer Thrombozytopenie einhergeht, bedarf weiterer Klärung.

5. Physikalische Methoden – Die klassischen physikalischen Methoden der Thromboseprophylaxe (Hochlagern der Beine, aktive Betätigung der venösen Pumpmechanismen, Atemübungen) sind Bestandteil medizinischen Basiswissens, obwohl kaum gesicherte Daten zur Effektivität dieser Maßnahmen vorliegen bzw. eine alleinige Effektivität zur Thromboembolieprophylaxe nicht nachgewiesen werden konnte [Kakkar 1994]. Im deutschsprachigen Schrifttum wurden bis in die 80er Jahre verschiedene physikalische, mechanische und apparative Methoden der Thromboseprophylaxe propagiert [May 1980, Mühe 1977, 1980; Gruber 1980, 1981]. Nach den auch heute noch gültigen Vorstellungen zur physikalischen Thromboseprophylaxe kommt es dabei „1. auf eine hohe basale venöse Strömungsgeschwindigkeit und 2. auf eine zusätzliche, möglichst abrupte, ja *explosionsartige* Beschleunigung der venösen Strömungsgeschwindigkeit an. Vor allem durch die letztere werden an den Stellen der langsamsten Strömungsgeschwindigkeit, wie in der Tiefe der Taschen von Venenklappen – oder im toten Strömungswinkel von Zuflüssen entstandene Thrombozyten-Mikro-Aggregate abgeschleudert, ehe sie durch Anlagerung von Fibrin wandständig haften und zu echten Thromben auswachsen" [Mühe 1980].

Neben der Lagerung des Patienten, dem Sofort- bzw. Frühaufstehen, der elektrischen Wadenstimulation, der intermittierend pneumatischen Unterschenkelkompression wird vor allem das Betätigen von Tretvorrichtungen, auf dem Rücken liegend mit angehobenen Beinen, als effektive Maßnahme zur Verhinderung postoperativer Thrombosen empfohlen (Tab. 7). Mit der Methode der radioaktiven Xenonmarkierung wurden bei 634 chirurgischen Patienten die venösen Strömungsgeschwindigkeiten bei verschiedenen physikalischen Möglichkeiten der Thromboseprophylaxe bestimmt [Mühe 1977, 1980]. Demnach kommt es durch Lagerung, Frühmobilisation, elastischen

Tabelle 7. Venöse Strömungsgeschwindigkeiten durch verschiedene Formen der physikalischen Thromboseprophylaxe in Prozent im Vergleich zur flachen Rückenlage [Mühe 1977]

Formen der physikalischen Thromboseprophylaxe	Bein %	Becken %
Liegen	100	100
Zehengymnastik	160	150
Fußgymnastik	190	150
Stehen	60	70
Gehen	120	113
Fußende 20° hoch	250	180
Beine 90° hoch	370	260
Atemübung	130	115
Bettfahrrad	440	470
Elastische Strümpfe	190	120

Strümpfen, Atemübungen und gymnastischen Übungen zweifelsfrei zur Förderung der Muskelpumpen und des venösen Rückstroms, so daß diese einfachen und kostengünstigen Maßnahmen stets die Basis einer effektiven und umfassenden Thromboseprophylaxe darstellen sollten [Bonnaire et al. 1993, 1994; Chylarecki et al. 1995].

Allerdings ist hierzu eine nicht unerhebliche Mitarbeit der Patienten und der Pflegekräfte im stationären Bereich erforderlich. Auch bei guter Motivation des Patienten ist die alleinige Effektivität dieser Maßnahmen in klinischen Untersuchungen nur schwer beurteilbar. Dennoch wurden in der Vergangenheit allein mit derartigen Maßnahmen beachtliche klinische Erfolge in der Thromboseprophylaxe erzielt [Willenegger et al. 1957, Witschi 1980].

Im internationalen Schrifttum wird der Anwendung gut passender, elastischer Strümpfe sogar zur alleinigen Thromboembolie-Prophylaxe bei Patienten im Niedrigrisiko-Bereich oder bei Patienten mit erhöhtem Blutungsrisiko bzw. Kontraindikationen für eine Antikoagulation als ausreichend angesehen [van den Berg 1983, Scurr 1994]. Obwohl der Wirkmechanismus der Strümpfe noch nicht vollständig geklärt ist, erhöhen sie die Flußgeschwindigkeit in den tiefen Beinvenen und wirken der perioperativen Venendilatation entgegen. Entscheidend für den Erfolg in der klinischen Anwendung komprimierender Strümpfe ist eine graduelle Kompressionsdruckabnahme von distal nach proximal, da sich sonst der Nutzen dieser Prophylaxeform leicht in das Gegenteil verkehrt. In Kombination mit einer Heparin-Prophylaxe ist die verbesserte Wirksamkeit elastischer Strümpfe auch bei Patienten mit mittlerem und hohen Thromboserisiko nachgewiesen. So konnte nach elektiven Hüftoperationen die Thromboseinzidenz von 12% bei alleiniger Prophylaxe mit niedrig-dosiertem Heparin auf 2% in der Gruppe mit kombinierter Anwendung von elastischen Strümpfen und Heparin gesenkt werden [Wille-Jörgensen et al. 1989].

Unter den bisher beschriebenen Verfahren zur physikalischen Thromboembolie-Prophylaxe sind auch verschiedene intermittierend-pneumatische Pumpsysteme klinisch erfolgreich angewendet worden [Caprini et al. 1994]. Auch ließen sich in der kombinierten Anwendung von elastischen Strümpfen mit intermittierend-pneumatischen Pumpsystemen beachtliche Effektivitätssteigerungen erzielen [Scurr 1994]. Als Nachteile dieser Verfahren für den Einsatz in der Unfallchirurgie sind u. a. die eingeschränkte Anwendbarkeit bei frischen Extremitätenverletzungen und im Gipsverband zu nennen.

Vor allem im angloamerikanischen Bereich werden traditionell auch andere physikalische Methoden der Thromboembolieprophylaxe unter Nutzung der intermittierenden pneumatischen Kompression der Wadenmuskulatur und auch der elektrischen, perioperativen Wadenmuskelstimulation verwendet [Caprini et al. 1994]. Die Wirkungsweise der meisten dieser Apparate besteht in einer Verstärkung des gesamten Blutflusses in der Extremität durch Reduktion des Venendruckes mit nachfolgender Verbesserung des arterio-venösen Druckgradienten [Übersicht bei Gardner und Fox 1993]. Darüber hinaus kommt es bei der Anwendung dieser Pumpsysteme zu einer allgemeinen Hyperämie durch Relaxation der Arteriolen. Als Wirkmechanismus wird die Relaxation der Arteriolen-Muskelzellen durch die Freisetzung von Stickstoffoxid (früher: EDRF = „Endothel-Derived-Relaxing-Factor") bei Einwirkung von Scherkräften auf die Endothelzellen nach plötzlicher Druckänderung angenommen.

In jüngster Zeit wird vermehrt über die erfolgreiche Anwendung einer pneumatisch betriebenen Pumpe zur Entleerung der Fußsohlenvenen („AV-Impulssystem") berichtet, die durch vermehrten Blutfluß in den tiefen Beinvenen, Freisetzung von Stickstoffoxid (= EDRF) und Prostazyklin sowie einer Verstärkung der Fibrinolyse zur Thromboseprophylaxe führen soll [Gardner und Fox 1993]. Erste klinische Untersuchungen im Hochrisiko-Bereich der Unfallchirurgie und Orthopädie bestätigen die klinische Wirksamkeit dieser neuen Methode zur physikalischen Thromboseprophylaxe [Fordyce und Ling 1992, Warwick et al. 1994].

Die Anwendung dieser Methoden ist wegen der bekannten Nachteile (1. Ausschluß vorhandener tiefer Beinvenenthrombosen vor Beginn der physikalischen Prophylaxe, 2. erforderliche Compliance des Patienten, 3. keine Anwendbarkeit bei frischen Extremitätenverletzungen, 4. Mehraufwand für das Pflegepersonal) bisher in der Unfallchirurgie auf die Anwendung bei vorliegenden Kontraindikationen gegen eine medikamentöse Thromboembolieprophylaxe zu sehen. Darüber hinaus sind alle komprimierenden Maßnahmen bei frischen Extremitätenverletzungen im ambulanten und auch im stationären Bereich nicht unproblematisch und erfordern eine besonders sorgfältige Kontrolle, da sie anderenfalls zu schwerwiegenden Folgeschäden wie Gefäß-Nervenschäden bis hin zur Volkmann-Kontraktur führen können.

In der Unfallchirurgie mit frischen Verletzungen der Extremitäten sind derartige Methoden bisher eher vernachlässigt worden und erscheinen aus den genannten Gründen häufig nicht praktikabel. Dennoch werden neue Verfahren unter dem Gesichtspunkt der Alternative zur medikamentösen Prophylaxe oder zur Effektivitätssteigerung der medikamentösen Prophylaxe zur Zeit vielerorts neu evaluiert [Bonnaire et al. 1993, 1994]. Für Patienten mit Gipsimmobilisation des Beines sind die genannten physikalischen Verfahren der Thromboseprophylaxe mit Ausnahme des „AV-Impulssystems" prinzipiell nicht geeignet.

6. Kombinierte Methoden – Unter der Annahme, daß die durch das Gewebetrauma erzeugte Hyperkoagulabilität, die venöse Stase und die durch eine Venendilatation verursachte Endothelschädigung die entscheidenden Faktoren für das Auftreten tiefer Beinvenenthrombosen sind, wird vor allem für die Hochrisikogruppen in der Chirurgie und Orthopädie die Kombination verschiedener Prophylaxe-Maßnahmen diskutiert [Nicolaides 1994]. Vor allem für unfallchirurgische und orthopädische Patienten mit Hüftgelenksoperationen besteht bei alleiniger Anwendung einer einzelnen Methode der Prophylaxe (niedrigdosiertes Heparin, elastische Strümpfe, intermittierende pneumatische Kompression) immer noch ein Restrisiko tiefer Beinvenenthrombosen von 10–20%. In einer aktuellen Arbeit konnte bei unfallchirurgischen Patienten durch die Anwendung elastischer Strümpfe und einer Sprunggelenksbewegungsschiene das in einer Kontrollgruppe nachgewiesene Restrisiko von 20% tiefer Venenthrombosen bei alleiniger Heparin-Prophylaxe signifikant auf 2% unter der kombinierten Prophylaxe gesenkt werden [Chylarecki et al. 1995].

7. Prophylaxe von Thrombosefolgen – Bei Versagen der prophylaktischen Maßnahmen ist die Früherkennung eines thromboembolischen Geschehens für den Erfolg der Thrombosebehandlung ausschlaggebend [Ehringer und Minar 1987]. In der Regel kann innerhalb der ersten Woche nach Beginn der Thrombosierung sowohl eine erfolgreiche chirurgische Therapie als auch eine Lysebehandlung durchgeführt werden. Danach sinken die Erfolgsaussichten beider Verfahren mit zunehmender Thrombusorganisation bei steigenden Frührezidiv-Raten [Heene und Harenberg 1992, Eklof 1994, Wolters et al. 1995]. Angesichts der zahlreichen Kontraindikationen einer Lyse-Therapie steht bei postoperativen Patienten in der Unfallchirurgie zwangsläufig die Thrombektomie im Vordergrund. Stets schließt sich eine mindestens 6monatige Langzeitantikoagulation und Kompressionstherapie zur Rezidiv-Prophylaxe an.

Die schlechteren Langzeitergebnisse nach Spontanverlauf der tiefen Beinvenenthrombose einerseits und nach erfolgreicher Lysebehandlung bzw. chirurgischer Therapie anderseits lassen eine konsequente Therapie auch bei Unterschenkelvenenthrombosen heutzutage sinnvoll erscheinen [Widmer et al. 1994]. Darüber hinaus müssen die ökonomischen, direkten Langzeitkosten der Behandlung des postthrombotischen Syndroms einschließlich der indirekten Kosten durch geminderte Erwerbsfähigkeit stets gegen die Kosten einer adäquaten Therapie aufgerechnet werden (s.u.). Die Kosten der Behandlung von Ulcera cruris als Folge des postthrombotischen Syndoms sind auch heute noch trotz der rationalen Diagnostik und Therapie nach den allgemein anerkannten Behandlungsregeln enorm [Bollinger 1987, Alexander House Group 1992].

Auch wenn sich heute noch tödliche Lungenembolien bei foudroyantem Verlauf in der Unfallchirurgie trotz adäquater Prophylaxe nicht mit Sicherheit verhindern lassen, stehen z. B. mit effektiven rt-PA-Lyseverfahren (rt-PA = rekombinanter Plasminogen-Aktivator) neue Therapiemöglichkeiten in diesen Stadien der Lungenembolie gerade auch beim postoperativen Patienten zur Verfügung [Rudofsky und Timmermann 1993, Prins und Turpie 1994]. Die Erfolge der operativen Embolektomie mit Hilfe der Herz-Lungenmaschine bei Patienten mit manifestem Schock sind hingegen auch weiterhin entmutigend.

Zur Prophylaxe rezidivierender Lungenembolien haben sich in den letzten Jahren V. cava-Schirme bewährt, die beim unfallchirurgischen Patienten mit manifestem Rezidiv-Embolierisiko auch prophylaktisch implantiert werden können [Greenfield 1994]. Allerdings werden in Abhängigkeit vom verwendeten Typ des V. cava-Filters in bis zu 40% schwerwiegende Komplikationen wie V.-cava-Verschlüsse, Perforationen, Filterbrüche und Embolisationen berichtet [Romaniuk et al. 1993].

Zusammenfassend stellt trotz dieser verbesserten Möglichkeiten der sekundären Prophylaxe von Thrombosefolgen die primäre Thromboseprophylaxe mit den zur Verfügung stehenden Methoden heutzutage für den häufig jungen Patienten in der Unfallchirurgie vor allem auch unter volkswirtschaftlichen Gesichtspunkten in der Regel die effektivere und effizientere Möglichkeit dar.

8. Weiterhin offene Fragen zur Thromboseprophylaxe – Das im deutschen Sprachraum seit langem als gesichert angesehene Wissen um die Thromboseprophylaxe wird im internationalen Vergleich in vielen Fragen nicht so eindeutig beurteilt [Hull 1994]. Als mögliche Erklärung hierfür mag die international häufig fehlende Spezialisierung auf angiologischen und gefäßchirurgischen Gebieten dienen. Im internationalen Bereich noch offene Fragen und zu untersuchende Themen zur Thromboembolie-Prophylaxe sind unter anderem:

1. Die Effektivität bisher allgemein nichtwissenschaftlich belegter prophylaktischer Maßnahmen muß in klinischen Studien gezeigt werden, die eine ausreichende Anzahl von Patienten für den Nachweis distaler und proximaler Venenthrombosen aufweisen.
2. Für den Nachweis seltener Nebenwirkungen (z. B. Vasospasmen nach Gabe von Dihydroergotamin, Heparin-induzierte Thrombozytopenie o.ä.) sollten auch außerhalb klinischer Studien weitere Qualitätsüberwachungen stattfinden, um die Häufigkeit derartiger Komplikationen zu erfassen
3. Notwendige Laboruntersuchungen erschweren allgemein die Durchführung der medikamentösen Thromboseprophylaxe.
4. Die ideale Thromboseprophylaxe sollte effektiv, sicher und leicht anwendbar sowie ohne Laborüberwachung durchführbar sein und von Patienten, medizinischem Personal und Ärzten akzeptiert werden.
5. Die Prophylaxe sollte kostengünstig sein.

Aus dem Bereich der stationären Versorgung in der Unfallchirurgie und aus den klinischen Studien zur Effektivität der Thromboseprophylaxe bei Unfallpatienten ist bekannt, daß trotz der allgemein häufig angewendeten kombinierten Form der Thromboembolieprophylaxe (elastische Strümpfe, Heparinprophylaxe, Frühmobilisation) immer noch ein Restrisiko von etwa 10–20% phlebographisch gesicherter tiefer Beinvenenthrombosen existiert [Stürmer und Kock 1991, 1994]. Diesen Angaben in der Literatur entspricht derzeit eine symptomatische, phlebographisch gesicherte Thromboserate von ca. 4% im eigenen Patientengut trotz Prophylaxe (Tab. 6).

Ein derartiges Restthromboserisiko führt immer noch zu Lungenembolien, die gelegentlich auch weiterhin letal verlaufen. Eine absolut effektive, sichere und im klinischen Alltag dennoch praktikable Thromboembolie-Prophylaxe existiert letztlich demnach trotz aller in den letzten 150 Jahren gemachten Fortschritte auch im Hochrisikobereich der Unfallchirurgie bisher nicht.

1.4 Studienfragestellungen

Angesichts fehlender Daten zum allgemein bedeutsamen Thema der ambulanten Thromboseentstehung und Thromboseprophylaxe im Gipsverband sahen wir die Notwendigkeit zur Durchführung einer prospektiv, randomisiert und kontrolliert angelegten klinischen Studie zur Klärung der folgenden Fragen:

1. Wie groß ist das Thromboserisiko bei ambulant und konservativ behandelten Patienten mit („Bagatell“)-Verletzungen der unteren Extremität?
2. Kann durch Prophylaxe mit einem niedermolekularen Heparin das Auftreten von Thrombosen bei diesen Patienten verhindert werden?

Angesichts der ebenfalls nur lückenhaft vorhandenen Erkenntnisse zur Wirksamkeit der medikamentösen Thromboseprophylaxe im ambulanten Bereich ergaben sich für die praktische Durchführung dieser Prophylaxe weitere Fragen nach:

3. der Sicherheit der Thromboseprophylaxe mit niedermolekularem Heparin,
4. den möglichen Nebenwirkungen des zur ambulanten Thromboseprophylaxe verwendeten niedermolekularen Heparins,
5. der Patienten-Compliance bei der Durchführung von Selbstinjektionen mit niedermolekularem Heparin in Fertigspritzen,
6. den erforderlichen ärztlichen Kontrollen bei der Durchführung der ambulanten Thromboseprophylaxe,
7. dem Kosten-Nutzen-Verhältnis der ambulanten Thromboseprophylaxe und schließlich
8. möglichen Langzeitschäden an den Beinvenen nach Gipsimmobilisation.

Außerdem soll die Frage nach dem unmittelbaren Einfluß der Gipsimmobilisation auf die venöse Hämodynamik an einem experimentellen Modell mit venengesunden Probanden ohne Trauma untersucht werden. Besonders interessiert in diesem Zusammenhang auch die Frage nach der Wirksamkeit einer neuen physikalischen Methode zur Thromboseprophylaxe im Gipsverband.

KAPITEL 2

Methoden

2.1 Klinische Untersuchungen

Vom 1. 1. 1991 bis zum 30. 4. 1993 wurden 428 Patienten mit ambulant und konservativ behandelbaren Verletzungen der unteren Extremität in die Studie aufgenommen (366 mit Unterschenkelgipsverbänden und 62 mit Gipstutoren). Fünf Patienten verweigerten die Teilnahme. 32 wurden ausgeschlossen. Die Daten von 52 Patienten konnten nicht ausgewertet werden, weil keine Abschlußuntersuchung durchgeführt wurde (12 aus der Behandlungs-, 16 aus der Kontroll-Gruppe), oder weil sie die Gruppen gewechselt hatten (3 aus der Behandlungs-, 3 aus der Kontroll-Gruppe). Keiner dieser Patienten zeigte Zeichen einer TVT bei der Abschlußuntersuchung oder berichtete über typische Beschwerden einer symptomatischen Venenthrombose.

Einschlußkriterien zur Studienteilnahme waren:

- Patientenalter zwischen 18 und 65 Jahren
- konservative Therapie der Verletzung im Unterschenkelgips oder Oberschenkelgipstutor (Abb. 5).

Nach Feststellung von Körpergewicht und Körpergröße, einer thromboembolischen Vorschädigung sowie weiterer Risikofaktoren (Blutgerinnungsstörungen, Schwangerschaft, Leber- oder Nierenerkrankungen, Hypertonie, Ulkusblutung, Schlaganfall, Allergien, zerebrale Blutungen, Hormoneinnahme, Nikotin-Abusus, Vorunfälle, Voroperationen, Krampfadern) erfolgte die Zuweisung der Patienten anhand eines stratifizierten Randomisierungsschemas unter Berücksichtigung der Faktoren Übergewicht (nach dem Broca-Index) und Varikosis in eine der beiden Behandlungsgruppen [Kock et al. 1993].

Ausschlußkriterien von der Studienteilnahme waren:

- thrombotische Vorschäden
- Schwangerschaft
- Gerinnungsstörungen oder Antikoagulation
- frische Blutungsquellen
- chronisch-venöse Insuffizienz
- Kontraindikationen gegen eine Heparin-Prophylaxe.

2.1.1 Protokoll der klinischen Studie

Die Studie wurde mit Zustimmung der Ethik-Kommission der Medizinischen Fakultät der Universität Essen durchgeführt. Aus ethischen Überlegungen wählten wir eine offene Studie, um den Patienten die potentiellen Thrombo-

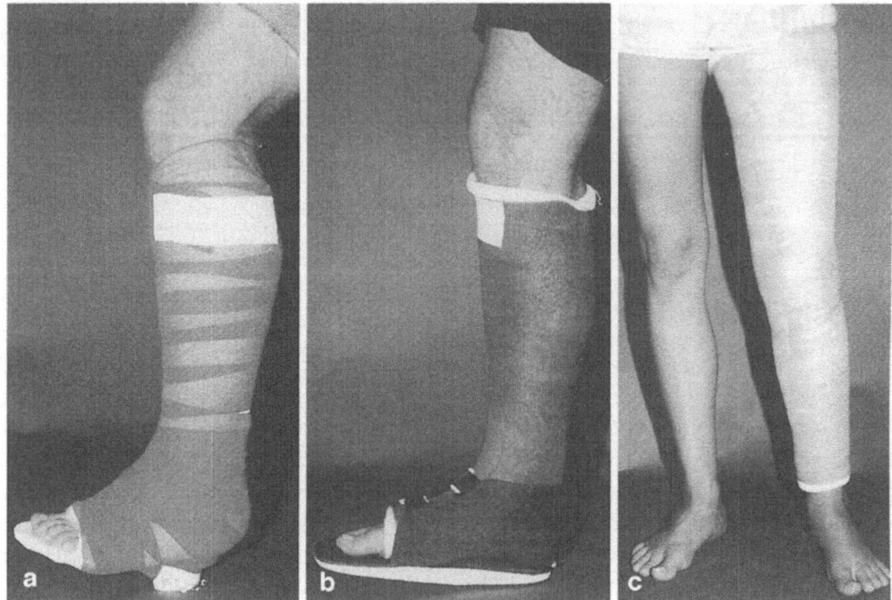

Abb. 5 a–c. Die im Rahmen der Studie von uns verwendeten Gipstypen [Kock et al. 1993]: **a** Unterschenkelspaltgips, **b** zirkulärer Kunststoff-Unterschenkelgips mit abnehmbarem Gehschuh und **c** Kunststoff-Oberschenkeltutor

serisiken und die zusätzlichen Risiken subkutaner Injektionen bei fehlendem Nutzen dieser Behandlung zu ersparen. Ein Plazebo-Effekt subkutaner Kochsalzinjektionen in der Kontrollgruppe ist nach dem jetzigen Stand wissenschaftlicher Erkenntnis unwahrscheinlich.

Nach Aufklärung über den Studienzweck und schriftlicher Einwilligung zur Teilnahme an der Studie wurden nach Ausschluß bereits bestehender Thrombosen durch eine nicht-invasive angiologische Untersuchung (klinischer Befund, Umfangsmessung der unteren Extremitäten, Venenverschluß-Phlethysmographie, B-Scan-Kompressions- und Duplexsonographie) die Patienten einer der beiden Gruppen (A - mit Prophylaxe; B - ohne Prophylaxe) zugeteilt.

Die Patienten der Prophylaxe-Gruppe (A) erhielten täglich eine subkutane Injektion eines niedermolekularen Heparins zur Thromboseprophylaxe. Das von uns eingesetzte niedermolekulare Heparin (Mono-Embolex®NM, Fa. Sandoz, Nürnberg) wurde durch chemische Spaltung mit Isoamylnitrit aus Natriumheparin, welches aus Schweinedarmmukosa gewonnen wurde, hergestellt. Bei einem mittleren Molekulargewicht zwischen 5000 und 7000 Dalton betrug die von uns eingesetzte Dosis 32 mg (1 Fertigspritze mit 0,3 ml/Tag) mit einer Aktivität von 1500 E-aPTT sowie 3000 E-anti-Xa, jeweils gemessen gegen den Ersten Internationalen Standard für niedermolekulares Heparin. Die erste Injektion des niedermolekularen Heparins erfolgte bei Gipsanlage, die letzte Injektion am Tag der Gipsabnahme.

Nach der Aufnahmeuntersuchung erhielten die Patienten der Prophylaxegruppe nach Aufklärung über die Nebenwirkungen der Thromboseprophylaxe mit NMH anhand der Medikamentengebrauchsinformation die erste Injektion durch den Prüfarzt. Als geeignete Injektionsstellen wurden die Patienten auf die Bauchgegend zwischen Nabel und Symphyse hingewiesen, da das subkutane Fettgewebe hier in der Regel breit abhebbar ist. Auch die gesamte Vorder- und Außenfläche der Oberschenkel wurde als geeignet für die s.c.-Injektion angesehen. Nach Desinfektion der Haut mit einem Alkoholtupfer wurde dann in eine vom darunterliegenden Muskelgewebe abgehobene Hautfalte die s.c.-Injektion mittels einer Fertigspritze in einem Winkel von 30–90 Grad durchgeführt, ohne die Hautfalte bei der Injektion loszulassen. Bei der obligaten Gipskontrolle am nächsten Tag führte dann der Patient die erste Selbstinjektion unter ärztlicher Aufsicht durch bzw. es erfolgte die Einweisung einer Zweitperson in die Injektionstechnik.

Die Patienten der Kontroll-Gruppe (B) erhielten keine medikamentöse Thromboseprophylaxe. Nach Gipsabnahme wurde die bei Aufnahme in die Studie durchgeführte nicht-invasive Untersuchung wiederholt.

2.1.2
Untersuchungsmethoden

2.1.2.1
B-Bild- und Duplexsonographie

Hauptkriterium des sonographischen Thombosenachweises war die Komprimierbarkeit durchgängiger Venen [Meyer et al. 1983, Habscheid 1991] und die Überprüfung regulärer Venenfluß-Phänomene durch manuelle Kompression der distal des 7,5 mHz Linearschallkopfes des verwendeten Duplex-Gerätes (DORNIER AI 3200, Fa. Dornier, München) gelegenen Venen (Abb. 6, 7). Bei fehlender Komprimierbarkeit des Beinvenenlumens im Querschnitt des Gefäßverlaufes und bei allen fraglich pathologischen Befunden wurde eine Phlebographie zur Sicherung des Thromboseverdachtes durchgeführt.

2.1.2.2
Venenverschlußplethysmographie

Vor Gipsanlage und nach Gipsabnahme wurde bei allen Patienten eine nichtinvasive angiologische Untersuchung mittels der Venenverschlußplethysmographie zur Bestimmung der venösen Kapazität und des venösen Abstroms durchgeführt [Rudofsky 1988] (zur Methodik siehe 2.2.1.1).

2.1.2.3
Weitere Untersuchungen

Jeder Patient wurde vor Gipsanlage und nach Gipsabnahme klinisch und dopplersonographisch gründlich auf das Vorliegen von Zeichen einer Venenerkrankung oder einer Venenthrombose untersucht. Als Varikosis wurden alle asymptomatischen Venenveränderungen wie Besenreiservarizen und iso-

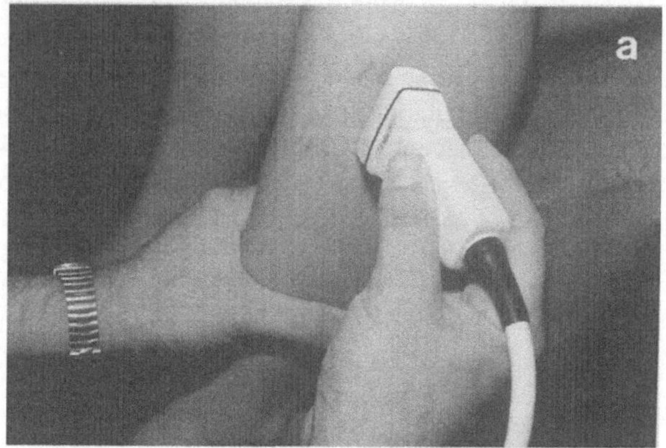

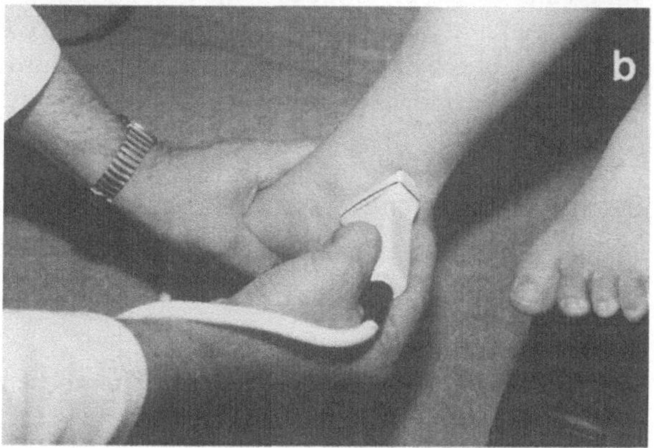

Abb. 6a, b. Sonographischer Untersuchungsgang für die Unterschenkelvenen. Am sitzenden Patienten werden **a** die Vv. tibiales ant. und **b** die Vv. tibiales post. im Längs- und im Querschnitt dargestellt. Dann werden die distal des 7,5 MHz Linearschallkopfes gelegenen Weichteile zum Auslösen eines vermehrten Venenflusses komprimiert

lierte retikuläre bzw. Seitenastvarizen bezeichnet. Die Erfassung der chronisch-venösen Insuffizienz erfolgte mittels der Stadieneinteilung nach Widmer [Widmer et al. 1994].
Es wurden vor Gipsanlage und nach Gipsabnahme bei allen Patienten die üblichen Laborparameter im Rahmen eines Blutbildes und einer Blutgerinnungsuntersuchung bestimmt. Außerdem wurden bei der Abschlußuntersuchung mögliche Nebenwirkungen der Thromboseprophylaxe als Zielgrößen der Studie protokolliert.

2.1.3
Statistische Auswertung der klinischen Studie

Die Randomisierung der Patienten erfolgte streng zufällig anhand stratifizierter Randomisierungslisten unter Berücksichtigung der Faktoren Varikosis und Übergewicht (Broca-Index >1,2). Auf der Basis einer geschätzten Reduktion für das Auftreten von Venenthrombosen von 5% mit möglicher Reduzierung unter der Prophylaxe auf <1% planten wir eine Studiengröße von 400 Patienten mit einseitigem Fehler 1. Art Alpha = 0,05 und einer Power von 80%. Anhand des Verfahrens von O'Brian-Fleming [1979] waren zur frühzei-

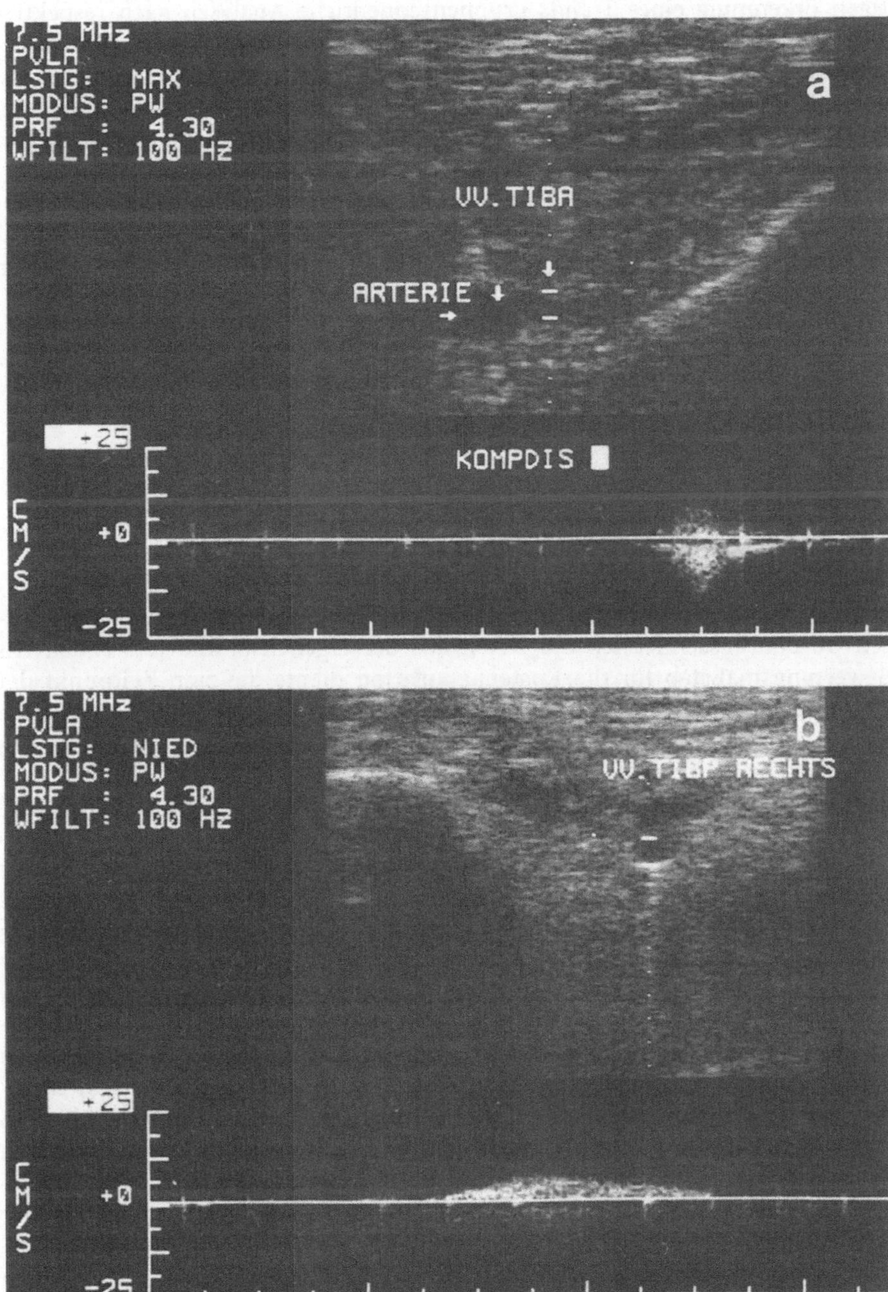

Abb. 7 a, b. Duplexsonographische Untersuchung der Unterschenkelvenen. Nach Kompression der distal des Schallkopfes gelegenen Weichteile (vgl. Abb. 6) zeigt sich ein normaler Blutfluß in den **a** Vv. tibiales ant. und **b** in den Vv. tibiales post. (Querschnitt dargestellt)

tigen Erkennung eines Trends gruppensequentielle Analysen nach respektive 100/200/300 und 400 Patienten mit entsprechend adjustierten Signifikanzschwellen von respektive Alpha = 0,0003/0,007/0,023 und 0,042 geplant. Auf dieser Grundlage wurde die Studie zum Zeitpunkt der dritten Zwischenanalyse beendet, nachdem die erste und zweite Zwischenanalyse ($p = 0,11$ und $p = 0,041$) nicht das erforderliche Signifikanzniveau erreicht hatten.

Chiquadrat- und Mann-Whitney-Tests wurden zur Homogenität der Gruppen benutzt. Als statistischer Test für die Hauptzielvariable („tiefe Venenthrombose") wurde der „FISHER-Exact-Test" für Vierfeldertafeln in den „Per-protocol" - und „Intention-to-treat-Analysen" verwendet. Die Signifikanzberechnung der übrigen Studiendaten erfolgte nach dem „FISHER-Exact-Test". Häufigkeitsmerkmale werden absolut und prozentual wiedergegeben. Stetige Variablen werden anhand von arithmetischem Mittelwert (MW), Standardabweichung (SD) bzw. Standardfehler (SEM) dargestellt.

2.1.4
Kosten-Nutzen-Analyse der medikamentösen Prophylaxe

Zur ökonomischen Analyse der Auswirkungen einer ambulanten medikamentösen Thromboseprophylaxe mit niedermolekularem Heparin in Fertigspritzen wurden ausschließlich die Daten aus der eigenen Studie verwendet. Als Bewertungsmaßstab für die Kostenkalkulation diente die zum Zeitpunkt der Untersuchung gültige Gebührenordnung für Ärzte (GOÄ, Ausgabe 1988) bei einem Punktwert von 0,11 DM. Die handelsüblichen Kosten für die von uns verwendeten Fertigspritzen betrugen 9,90 DM.

Da die Behandlungskosten der Unfallfolgen (Röntgenkosten, Gipsanlage und Gipsabnahme etc.) als konstante, von der Thromboseprophylaxe unabhängige Größen in beiden Behandlungsgruppen auftraten, wurden diese aus Gründen der Übersichtlichkeit bei der Kosten-Nutzen-Berechnung ausgeklammert. Die Abrechnungsziffern der GOÄ 230 (zirkulärer Gipsverband = 33,33 DM), 231 (zirkulärer Gehgipsverband = 39,60 DM) und 237 (Gips über 2 große Gelenke = 41,69 DM) seien der Vollständigkeit halber erwähnt.

Die indirekten Kosten durch Arbeitsunfähigkeit, zukünftige Erwerbsminderung, die unbezahlte Hilfe von Verwandten und Angehörigen sowie deren Verdienstausfall und Rehabilitationsmaßnahmen wurden bei der direkten Kosten-Nutzen-Rechnung zunächst nicht berücksichtigt. Es resultiert daher im ersten Schritt eine Kosten-Nutzen-Analyse anhand der direkten Kosten in den beiden Patientengruppen mit und ohne medikamentöse Thromboseprophylaxe. Hierbei entstehen bei der ambulanten Thromboseprophylaxe in der Gruppe mit Prophylaxe durch die Anwendung des niedermolekularen Heparins in Fertigspritzen und die dadurch erforderlichen Laborwertkontrollen und Fahrtkosten je nach Anwendungsart (Selbstinjektion, Injektion durch Arzt) unterschiedliche Kostenmodelle.

Diese Kosten werden zunächst mit den direkten Kosten, die durch die Diagnostik und Behandlung der Venenthrombosen in der Gruppe ohne medikamentöse Prophylaxe im ersten Jahr nach Auftreten der Thrombosen entstanden, verglichen. In einem zweiten Schritt wurden die indirekten Kosten durch nachgewiesene Arbeitsunfähigkeit und Minderung der Erwerbsfähigkeit im ersten Jahr nach Auftreten der tiefen Venenthrombosen mitberücksichtigt. Auch hierbei entstehen durch die den Berechnungen zugrunde gelegten unterschiedlichen Krankenhaustagessätze verschiedene Kostenmodelle für die Berechnungen im Rahmen der Kosten-Nutzen-Analyse.

2.1.4.1
Kosten der Prophylaxe mit niedermolekularem Heparin

Die Kostenaufstellung für die Berechnung der ambulanten Thromboseprophylaxe mit dem von uns verwendeten niedermolekularen Heparin in Fertigspritzen beinhaltet bei einem Preis der Spritzen von 9,90 DM:

1. Fertigspritzen + Alkoholtupfer =DM 10,–/Tag
2. Blutabnahmen zur Thrombozytenkontrolle =DM 11,–/Woche
3. Fahrtkosten (Hin-u. Rückfahrt) zur ambulanten Behandlung =DM 6,–/Besuch

Da aufgrund verschiedener örtlicher Gegebenheiten unterschiedliche Modelle der Durchführung der ambulanten Thromboseprophylaxe denkbar sind, werden diese im Folgenden getrennt berechnet. Insbesondere wurde dabei berücksichtigt, daß nicht alle Patienten in der Studie sich die Spritzen selbst injizieren konnten. So benötigten 9% der Patienten in der Prophylaxe-Gruppe hierzu die Hilfe von medizinischem Personal (Modell B).

Unterschiedliche Abrechnungsmodalitäten in der Erbringung der für die ambulante Thromboseprophylaxe erforderlichen Leistungskomplexe sind denkbar, können aber nicht als Grundlage dieser Berechnungen dienen.

Die Berechnungen der Kosten der ambulanten Prophylaxe beziehen sich auf die Dauer der Gipsimmobilisation in Tagen, wobei die erste Injektion bei der Gipsanlage und die letzte Injektion bei der Gipsabnahme erfolgte:

1. *Modell A* (Alle Patienten injizieren sich selbst) – Die Kosten für die Prophylaxe sowie die erforderlichen Kontrollen der Thrombozytenzahlen und die Fahrtkosten zur ambulanten Behandlung betragen im Durchschnitt 257,80 DM pro Patient (SD±152, SEM±11,5).
2. *Modell B* (9% der Patienten erhalten die Injektionen beim Arzt, die übrigen injizieren selbst) – Die Kosten für die Prophylaxe sowie die erforderlichen Kontrollen der Thrombozytenzahlen und die Fahrtkosten zur ambulanten Behandlung betragen im Durchschnitt 272,20 DM pro Patient (SD±190, SEM±14,3).
3. *Modell C* (Alle Patienten erhalten die Injektionen beim Arzt) – Die Kosten für die Prophylaxe sowie die erforderlichen Kontrollen der Thrombozytenzahlen und die Fahrtkosten zur ambulanten Behandlung beim Arzt betragen durchschnittlich 419,40 DM pro Patient (SD±280, SEM±21,1).

2.1.4.2
Kosten der Thrombosebehandlung

Die Aufstellung der direkten Kosten für die Berechnung der Diagnostik und Behandlung der in der Gruppe ohne Prophylaxe entstandenen tiefen Beinvenenthrombosen im ersten Jahr beinhaltet (ausgehend von einer stationären Erstbehandlung tiefer Venenthrombosen bei ambulanter Diagnostik und Weiterbehandlung):

1. Phlebographie, Infusion, Kompression = DM 112,90/Fall
2. Antikoagulation mit Cumarin = DM 52,41/100 Tbl.
3. Blutabnahmen zur Qickwert-Kontrolle = DM 42,24/Woche
4. Kompressionsstrumpf Unterschenkel = DM 78,80/Jahr
5. Kompressionsstrumpf Oberschenkel = DM 102,–/Jahr
6. Fahrtkosten (Hin-u. Rückfahrt) zum Arzt = DM 6,–/Besuch

Aufgrund verschiedener Gegenheiten sind unterschiedliche Modelle der Thrombosebehandlung denkbar. Da diese aber in der Regel zumindest für die Phase der Erstbehandlung durch Immobilisation eine stationäre Krankenhausbehandlung erforderlich machen, werden die Kosten für die Thrombosebehandlung für Modelle mit unterschiedlichen Krankenhaustagessätze angegeben.

Darüber hinaus gehende, unterschiedliche Abrechnungsmodalitäten in der Erbringung der für die ambulante und stationäre Thrombosediagnostik bzw. Thrombosebehandlung erforderlichen Leistungskomplexe sind denkbar, können aber nicht als Grundlage dieser Berechnungen dienen.

Die Berechnungen der tatsächlichen Kosten der Thrombosebehandlung beziehen sich ausschließlich auf die Daten innerhalb der Studie (s. u.), ohne daß die indirekten Kosten durch Arbeitsunfähigkeit, Minderung der Erwerbsfähigkeit (MdE) sowie durch das Auftreten eines postthrombotischen Syndroms bisher ausgewertet wurden:

1. *Modell D* (Stationäre Thrombosebehandlung in der Akutphase, Tagessatz 400,– DM) – Die direkten Kosten für die ambulante Diagnostik und akute Behandlung der tiefen Beinvenenthrombose betragen im Durchschnitt 7444,– DM pro Patient (SD±2885, SEM±1090) mit tiefer Beinvenenthrombose, wobei nur 5 der 7 Patienten stationär behandelt wurden.
2. *Modell E* (Thrombosebehandlung in der Akutphase, Tagessatz 590,– DM) – Die direkten Kosten für die ambulante Diagnostik und akute Behandlung der tiefen Beinvenenthrombose betragen im Durchschnitt 9100,– DM pro Patient (SD±4131, SEM±1561) mit Thrombose, wobei nur 5 der 7 Patienten stationär behandelt wurden.

2.2 Experimentelle Untersuchungen an Probanden

2.2.1 Versuchsbedingungen

Im Rahmen der aktuellen Diskussion um die Thromboseentstehung im Gipsverband und die Diskussion um die Thromboseprophylaxe im ambulanten Bereich, stellte sich die Frage nach dem Einfluß des Gipsverbandes auf die venöse Hämodynamik. Von September 1994 bis August 1995 wurden 32 venengesunde Probanden für diese experimentelle Untersuchung gewonnen [Kühne 1997]. Vor Beginn der Untersuchung wurden die Probanden über den Versuchsablauf und die möglichen Risiken der Gipsimmobilisation aufgeklärt. Es bestand eine Versicherung gegen mögliche Schäden bei der Untersuchung. Zur Untersuchung der Temperatur- und Druckentwicklung im Unterschenkelgipsverband wurden 6 Probanden (3 männlich, 3 weiblich) zufällig ausgewählt. Von den 26 Probanden für die blutige Venendruckmessung mußten 3 weibliche Probanden wegen technischer Probleme bei der blutigen Venendruckmessung am Fußrücken von der weiteren Untersuchung ausgeschlossen werden.

Von den insgesamt 29 restlichen Probanden waren 14 weiblich und 15 männlich. Das Durchschnittsalter betrug 25,1 Jahre (23-27 Jahre), das Durchschnittsgewicht 72 kg (49-92 kg). Die durchschnittliche Größe lag bei 178,8 cm (162-192 cm). Daraus ergab sich ein durchschnittlicher Broca-Index von 0,91 (0,72-1,1). Alle Probanden waren herz- und kreislaufgesund und wiesen keine chronisch-venöse Insuffizienz auf. Es bestanden keine Voroperationen oder früheren Unfälle an den im Gipsverband immobilisierten Extremitäten. Keiner der Probanden nahm Medikamente ein, und alle waren Nichtraucher. Das zu Beginn der Untersuchung bei jedem Probanden abgenommene Blutbild lag im Normbereich.

Mit Hilfe nichtinvasiver und invasiver angiologischer Untersuchungstechniken (Venenverschlußphethysmographie, B-Mode-Ultraschalldiagnostik, Duplexsonographie und blutige Venendruckmessung) wurden bei 23 Probanden die verschiedenen Parameter der venösen Hämodynamik in den ersten 24 Stunden nach Immobilisation der unteren Extremität durch Gipsverbände (Unterschenkelgips und Oberschenkeltutor) untersucht.

Bei 6 Probanden wurden die Druck- und Temperaturverhältnisse im Unterschenkelgipsverband sowie die Anwendung eines neuartigen Pumpsystems zur physikalischen Thromboseprophylaxe untersucht (s.u.). Durch einen weitgehend identischen Versuchsaufbau, räumliche und zeitliche Konstanz bei Raumtemperaturen zwischen 23 und 25 Grad Celsius sowie einem gleichbleibenden Untersucher pro Kollektiv wurden die Voraussetzungen für reproduzierbare Versuchsbedingungen geschaffen.

2.2.1.1
Venenverschlußplethysmographie

Verwendet wurde ein 2-Kanal-Venenverschlußplethysmograph (Compactus 500, Fa. Gutmann, Erasburg). Die Erfassung der venösen Durchblutungssituation erfolgt hiermit nach folgendem Meßprinzip:

Werden die proximalen Venen einer Extremität mit Hilfe einer auf subdiastolische Werte aufgepumpten Staumanschette okkludiert, so kommt es durch den weiteren arteriellen Einstrom distal der Staumanschette zu einer Volumenzunahme. Diese ist einer Umfangszunahme der Extremität proportional. Die distal der Staumanschette angelegten Gleitglieder-Meßfühler (strain-gauge) enthalten einen mit Quecksilber gefüllten Silikonschlauch. Die Quecksilbersäule ändert ihren elektrischen Widerstand mit der Länge und kann so als Meßfühler für eine elektrische Messung der Volumenzunahme benutzt werden.

Zur Messung wurden die Beine des Probanden in der Hüfte unter einem Winkel von 45 Grad hochgelagert. Die beiden Oberschenkel-Staumanschetten wurden innerhalb von drei Minuten bis auf 80 mm Hg aufgepumpt. Dieser Druck wird dann abrupt abgelassen, was zu einer Verringerung des Wadenumfangs führt.

Diese Messungen werden in einer Kurve wiedergegeben, aus der die venöse Kapazität sowie der venöse Ausstrom abgelesen werden können. Dabei entspricht die Venenkapazität dem maximalen Füllungswert über dem Ausgangsniveau, während der venöse Ausstrom sich aus der negativen Steigung des Kurvenabfalls nach Ablassen des Staudrucks ergibt [Rudofsky 1988].

2.2.1.2
B-Bild-Sonographie

Verwendet wurde ein hochauflösendes Ultraschallgerät (512 x 512 x 8 Pixel, 256 Grauwertstufen, 8 Bit, Typ AI 3200, Fa. Dornier, München) mit einem linearen 7,5 MHz Ultraschallkopf. Es wurde das B-Scan-Verfahren angewandt. Dieses Verfahren ist ein „Real-Time-Verfahren", das durch ständige schnelle elektrische Abtastung des Bildes bis zu 30 Einzelbilder in der Sekunde liefert und dadurch Bewegungsabläufe, unter anderem auch Gefäßpulsationen, sichtbar macht. Es wurden pro Zeitpunkt an jeder Vene 5 Messungen durchgeführt, da die Meßgenauigkeit bei Mehrfachmessungen größer ist und der Gefäßdurchmesser so sehr zuverlässig mit einem geringen Fehler (mittlerer Fehler unter 0,01% [-18,7 bis +9,4%] zu bestimmen ist [Ranke et al. 1990].

Beim Anlegen des Gipsverbandes wurde ein Fenster in Größe des Ultraschallkopfes an eine definierte Stelle der Kniekehle ausgesägt, wodurch die Messung immer an gleicher Stelle erfolgte (Abb. 8, 9). Die Messungen der Venendurchmesser erfolgten einheitlich am liegenden und sitzenden Probanden im Venenquerschnitt bei entspannter Beinmuskulatur (s. u.). Der Durchmesser der Vena femoralis wurde 5 cm unterhalb der Leistenbeuge bestimmt, der Durchmesser der Vena poplitea jeweils an identischer Stelle in der Kniekehle. Der Ultraschallkopf wurde ohne Auflagedruck geführt, um Fehlmes-

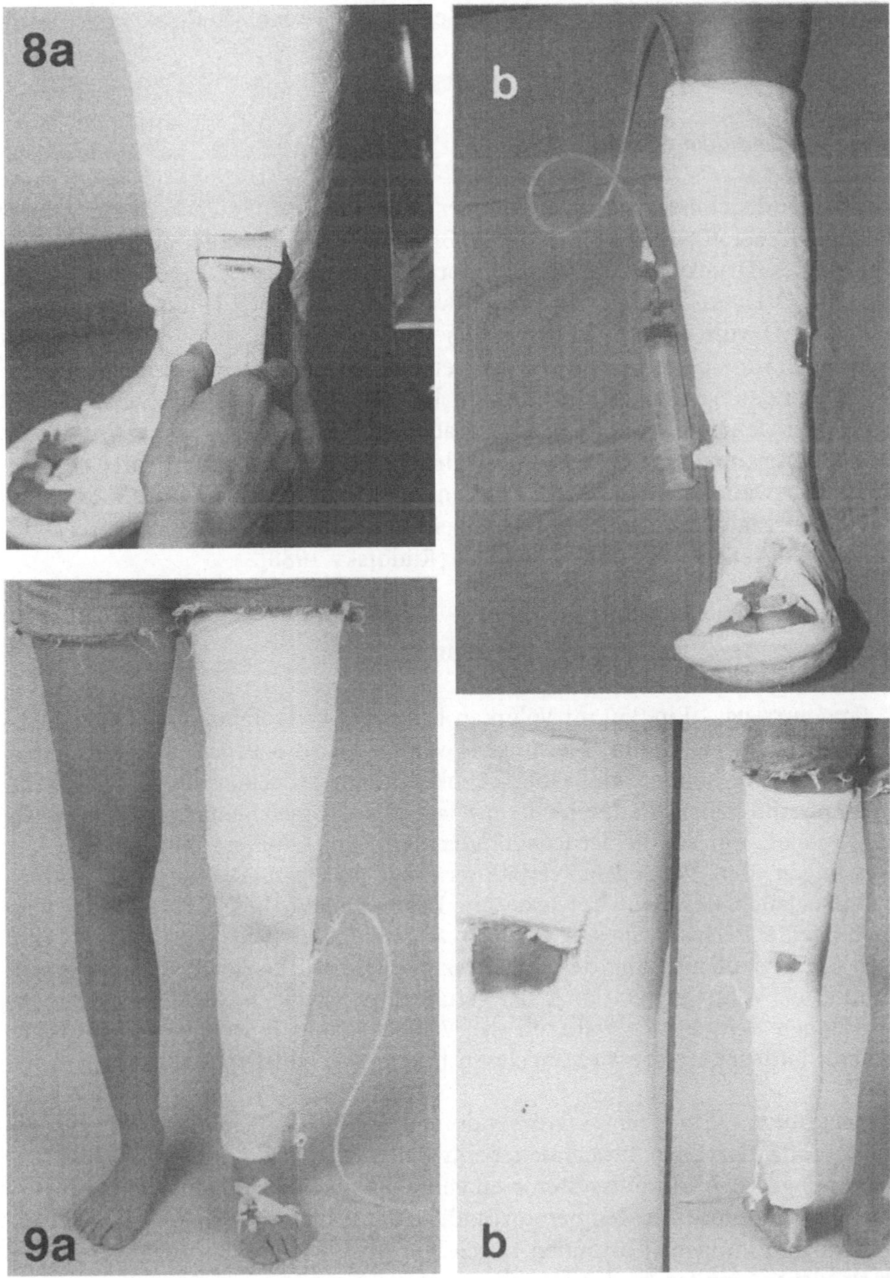

Abb. 8a, b und 9a, b. Gefensterte Gipsverbände für die sonographischen Beinvenenuntersuchungen an Probanden (**8a, 9b**). Zur Druckmessung in die Gipsverbände (**8b, 9a**) eingebrachte Meßvorrichtungen [Field et al. 1994] und Verweilkanülen in den Fußrückenvenen

sungen durch Kompression des Gefäßes zu vermeiden [Rudofsky und Ranft 1992].

2.2.1.3
Blutige Venendruckmessung (Abb. 9a)

Die Venendruckmessung erfolgte über eine in eine Fußrückenvene gelegte flexible Kunstoffkanüle (1,1×33 mm Braunüle®, Fa. Braun, Melsungen) mit Hilfe eines Druckwandlers mit Membran (Sensonor 840, Fa. PVB Medizintechnik, Ort). An den Druckwandler war eine Perfusor®-Leitung (Fa. Braun, Melsungen) von 150 cm Länge angeschlossen, die zu den Meßzeitpunkten mit der Braunüle verbunden wurde. Der Druckwandler war auf der Höhe der zu messenden Vene angebracht, damit bei flüssigkeitsgefülltem System (0,9% NaCl) der venöse Druck dem hydrostatischen Druck der Druckkammer entsprach. Der blutig gemessene Venendruck wurde dann über einen Druck-Spannungswandler in elektrische Spannung umgewandelt und im Manometer des Gerätes aufgezeichnet. Mit Hilfe eines Schreibers wurden die Veränderungen im Venensystem dokumentiert [Rudofsky 1988].

2.2.1.4
Messung von Druck und Temperatur im Gipsverband

1. Druckmessung – Ein 350 ml Volumen fassender PVC-Beutel (Robinson-Drainage®-System, Fa. Braun, Melsungen) wurde bei je 6 Probanden mit Unterschenkelgipsverbänden und Oberschenkeltutoren zwischen einem Baumwollstrumpf und einer Watteschicht am lateralen Unterschenkel in Schaftmitte eingebracht, um so die Druckveränderungen im Gipsverband während der Messungen der Venendruckverhältnisse zu überprüfen. An dem Verbindungsschlauch des Beutels wurde ein Dreiwegehahn befestigt, an dem wiederum eine Perfusor-Spritze (50 ml) angeschlossen war (vgl. Abb. 8b und 9a). Zur Verlaufsmessung der Druckverhältnisse wurde der Beutel mit einem definierten Volumen (200 ml Luft) gefüllt. Der Druck im Gips wurde zu verschiedenen Zeitpunkten während der Versuchsdauer mittels eines herkömmlichen Blutdruckmessgerätes abgelesen [Field et al. 1994].

2. Temperatur - Eine Temperatursonde (Fa. Siemens, Berlin) wurde auf die Hautoberfläche von 6 Probanden beim Anlegen der Unterschenkelgipse zur Erprobung des AV-Impulssystems eingebracht und über einen Kreislaufüberwachungsmonitor mit Temperaturmodul (Fa. Siemens, Berlin) eine Stunde lang in 5-minütigem Abständen abgelesen. Eine weitere Temperaturmessung erfolgte vier Stunden nach Gipsanlage.

2.2.2
Venöse Frühveränderungen nach Gipsanlage

Die Probanden zur Messung der venösen Frühveränderungen im Gipsverband wurden in zwei Gruppen randomisiert, von denen die eine Gruppe (n=12) einen Unterschenkelgips (Abb. 8), die andere Gruppe (n=11) einen Oberschenkeltutor (Abb. 9) angelegt bekam. Folgende Messungen wurden durchgeführt:

2.2.2.1
Messungen im Unterschenkelgipsverband (Schema 3)

Den Probanden wurde zum Versuchsbeginn (T1) ein Blutbild abgenommen. Danach wurde unter Ruhebedingungen die Venenverschlußplethysmographie (VVP) durchgeführt. Vor Beginn der Messung wurden die Beine für eine Dauer von 10 Minuten hochgelagert. Anschließend wurde nach weiterem 10 minütigen Liegen in der Horizontalen der Venendurchmesser der V. femoralis 5 cm unterhalb der Leistenbeuge gemessen. Der Durchmesser der V. poplitea wurde jeweils in sitzender Position bestimmt, wobei der Proband die Beine locker hängen ließ.

Die Messung des Venendrucks erfolgte jeweils im Stehen. Nach Erreichen des Ausgangsniveaus P1 (= Ruhedruck im Stehen) wurden 15 Kniebeugen bis zur 90°-Beugung in schneller Folge durchgeführt (15 Kniebeugen in 10

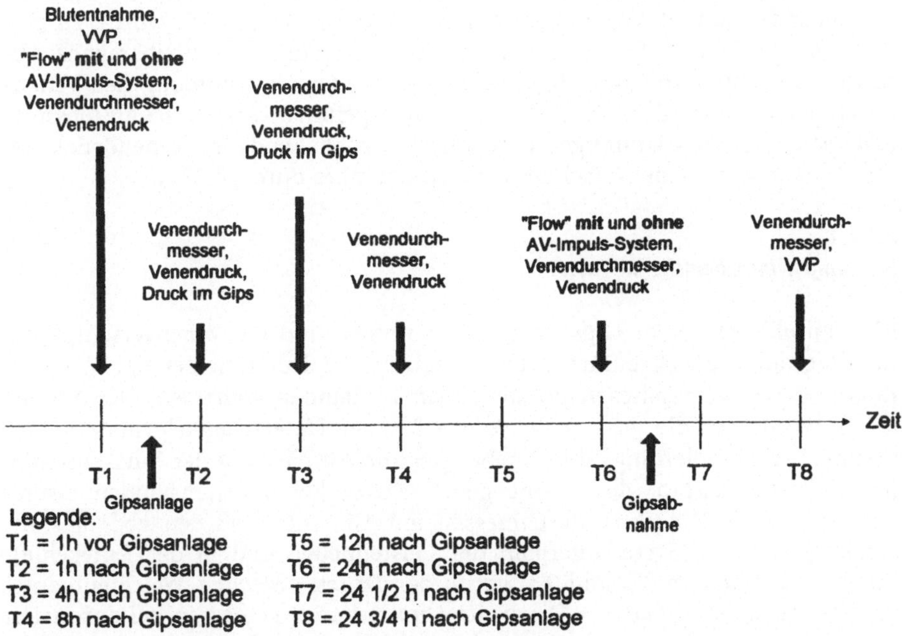

Schema 3. Darstellung des Versuchsablaufes zur Bestimmung venöser Frühveränderungen im Gipsverband bei venengesunden Probanden ohne Trauma

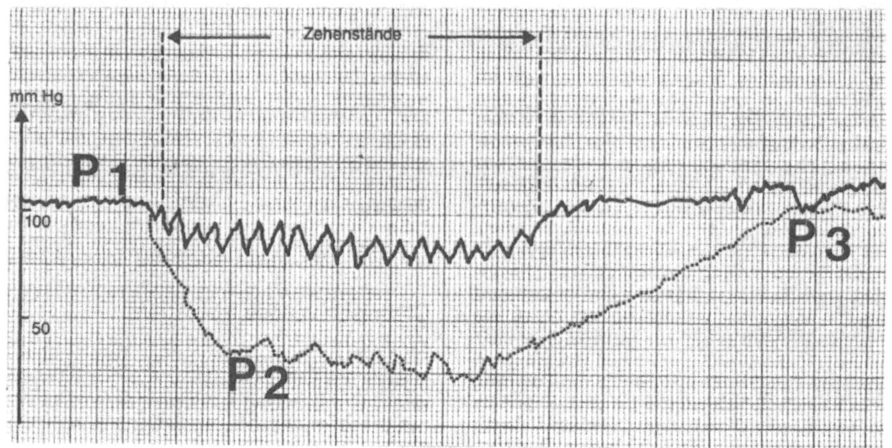

Abb. 10. Venendruckverhalten beim Venengesunden (gestrichelt) und beim Patienten mit postthrombotischen Syndrom (durchgezogen) unter Belastung (P 1 = Ausgangsdruck, P 2 = Minimaldruck, P 3 = Enddruck) [mod. n. Rudofsky 1988]

Sekunden). Nach Messung des maximalen Druckabfalls blieb der Proband ruhig stehen, bis der Venendruck wieder das Ausgangsniveau P3 erreicht hatte (Abb. 10).

Zu den Zeitpunkten T2 bis T6 wurden auf diese Weise jeweils die Parameter Venendruck und Venendurchmesser bestimmt. Zusätzlich wurde zu den Zeitpunkten T2 und T3 der Druck im Gips bestimmt. Unmittelbar nach Abnahme des Gipsverbandes (T7) wurde eine weitere Bestimmung der Venendurchmesser und des Venendruckes durchgeführt. Als Abschlußmessung (T8) wurde nach 24stündiger Gipsanlage abschließend der Venendruck gemessen und eine Venenverschlußplethysmographie durchgeführt.

2.2.2.2
Messungen im Oberschenkeltutor

Ein Blutbild wurde vor Gipsanlage abgenommen und die Venenverschlußplethysmographie durchgeführt. Danach wurden die Durchmesser der V. femoralis und der V. poplitea beim stehenden Probanden gemessen. Der Venendruck wurde auf die gleiche Weise wie bei der Unterschenkelgruppe aufgezeichnet, wobei allerdings die Kniebeugen zur Aktivierung der Muskelpumpe im Oberschenkeltutor durch eine gleiche Anzahl von Zehenständen ersetzt werden mußte. Die Venendurchmesser mit Gipstutor wurden ebenfalls im Stehen gemessen (5 cm unterhalb der Leistenbeuge und in der Kniekehle). Zu den Zeitpunkten T2 und T3 wurde der Druck zwischen Weichteilmantel des Probanden und Gips (= Druck im Gipsverband) gemessen bei ansonsten im wesentlichen gleichem Versuchsablauf wie bei den Probanden mit Unterschenkelgipsverbänden.

2.2.3 Physikalische Thromboseprophylaxe im Gipsverband

Neben den bereits bekannten Verfahren der physikalischen Thromboseprophylaxe wurde in jüngster Zeit ein neuartiges System (Abb. 11) entwickelt, das den erst kürzlich beschriebenen venösen Pumpmechanismus im Bereich des plantaren Venenplexus nutzt [Gardner und Fox 1993]. Die entscheidenden Vorteile dieses Systems (AV-Impuls®-System, Fa. Novamedix, Andover, UK) im Vergleich mit den bisherigen physikalischen Verfahren sind theoretisch die Eignung für den Einsatz im Gipsverband auch bei frischverletzten Patienten, da es nur lokal im Bereich der Fußsohle angewendet wird und keine zusätzlichen aktiven oder passiven Bewegungen des Patienten an der

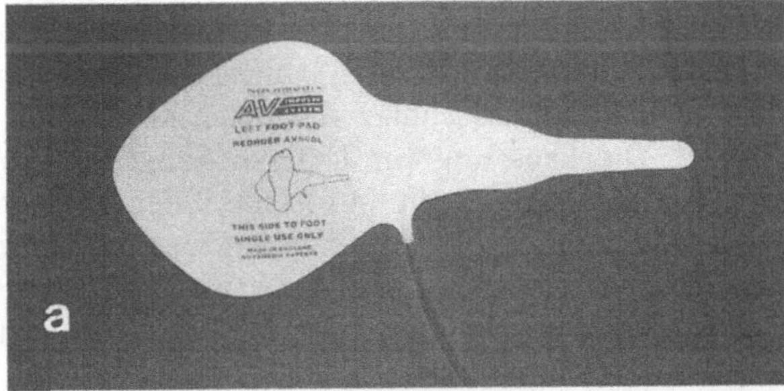

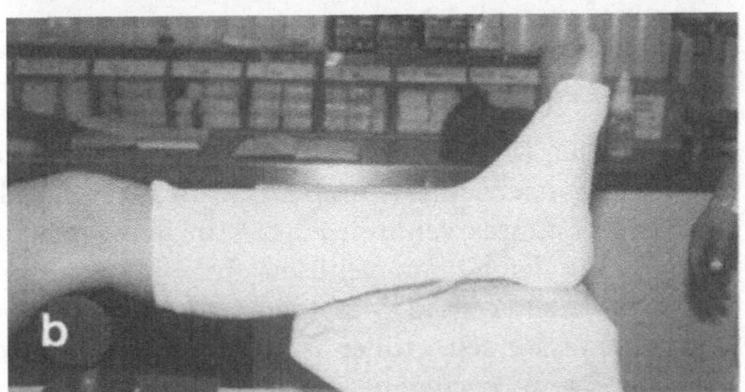

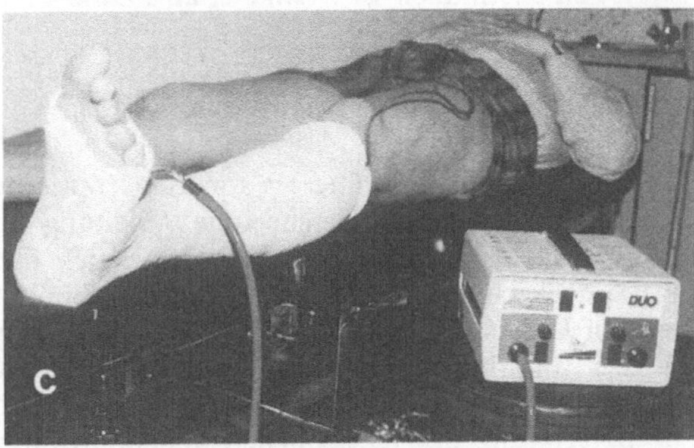

Abb. 11 a–c. Fußmanschette (**a**) mit aufblasbarem Polster zur Entleerung des Fußvenenplexus im Gipsverband. Nach Einbringen der um den Fuß gelegten Manschette in den Gips (**b**) wird durch das AV-Impulssystem (**c**) alle 20 s die Manschette schnell aufgeblasen [Gardner und Fox 1993]

unteren Extremität erfordert. Allerdings liegen bisher keine Erfahrungsberichte über die Anwendbarkeit dieses Systems im Gipsverband vor.

Zur Quantifizierung und Beurteilung der Beeinflussung des venösen Rückstroms durch das AV-Impulssystem im Gipsverband als zukünftige mögliche Alternative zur medikamentösen Thromboseprophylaxe bei ambulanten Patienten führten wir die folgende präklinische Untersuchung durch [Bulitta et al. 1996].

2.2.3.1 *Versuchsanordnung*

Es wurden 12 Extremitäten von 6 venengesunden Probanden (3 männlich, 3 weiblich, kein früheres Trauma an beiden unteren Extremitäten, Nichtraucher, keine Medikamenteneinnahme, mittleres Alter 26 Jahre [SD 1,67]) beidseitig mit Unterschenkel-Liegegipsverbänden und zusätzlich eingebrachtem AV-Impuls-System versehen. Der Hämatokrit der untersuchten Probanden betrug im Mittel 44,15% [SD 2,3]. Die Untersuchungen wurden nach jeweils 10 minütiger Ruhephase unter ansonsten konstanten Bedingungen (s. o.) durchgeführt. Die Lagerung zur Untersuchung der Probanden erfolgte standardisiert mit flach gelagerten und leicht außenrotierten Beinen.

Die Messungen zur venösen Hämodynamik wurden vor Gipsanlage und in den ersten vier Stunden nach Gipsanlage durchgeführt. Das AV-Impulssystem wurde hierzu jeweils über einen Zeitraum von 5 Minuten mit folgender Geräteeinstellung angewendet:

- Impulsdauer <0,4 s
- Impulsstärke 130 mmHg
- Impulsfrequenz 3/min.

Während der Messungen erfolgten jeweils 5 Bestimmungen des Venenflußes unmittelbar nach einer Pumpaktion des AV-Impuls-Gerätes zur Bestimmung der Steigerung des venösen Flusses in der Vena poplitea und der Vena femoralis im Vergleich zum venösen Ruhefluß im Liegen. Es wurden pro Zeitpunkt an jeder Vene 5 Messungen durchgeführt, da die Meßgenauigkeit bei Mehrfachmessungen größer ist und der Gefäßdurchmesser so sehr zuverlässig mit einem geringen Fehler (mittlerer Fehler unter 0,01% [−18,7 bis +9,4%] zu bestimmen ist [Ranke et al. 1990].

2.2.3.2 *Duplexsonographie ohne und mit AV-Impuls-System*

Mit der Duplexsonographie (= simultane optische Darstellung der Vene im B-Mode-Verfahren und gleichzeitige Ableitung der Blutströmungsgeschwindigkeit nach dem Dopplerprinzip) lassen sich die Veränderungen der venösen Hämodynamik messen. An einem Phantommodell wurden hierzu vor Beginn der Untersuchungen zur Kalibrierung der Duplexmessungen anhand definierter Blutflußvolumina zur späteren Bestimmung des tatsächlichen Venenflusses Eichkurven angelegt [Sievers et al. 1989, Riediger et al. 1994]. Zur Berechnung des tatsächlichen Venenflußvolumens im Rahmen der Versuchsdurchführung an Probanden wurde die duplexsonographisch gemessene venöse Flußgeschwindigkeit (cm/s) ermittelt und unter Verwendung der Eichwerte nach Integralbildung der venösen Flußkurven in Volumenangaben umgerechnet [mod. n. Cazenave et al. 1989].

2.2.4 Statistische Auswertung der experimentellen Untersuchungen

Die statistische Auswertung der Ergebnisse der Messungen des Venenflusses an venengesunden Probanden erfolgte durch Mittelwertevergleich mit verbundenem t-Test, bzw. Varianzanalyse nach Scheffe auf dem 95%-Signifikanz-Niveau. Die Meßergebnisse der Veränderungen von Beinvenen im Gipsverband wurden mit Dunnett-t-Test und einer linearen Regressionsanalyse auf dem 95% Signifikanz-Niveau getestet.

KAPITEL 3

Ergebnisse

3.1 Thromboseinzidenz bei ambulanter Gipsimmobilisation

Von den 339 in die Studie aufgenommenen und abgeschlossenen Patienten (Tab. 8, 9) wurden bis zur dritten Zwischenauswertung insgesamt 291 mit Unterschenkelgipsen und 48 mit Oberschenkelgipstutoren behandelt. Von diesen erhielten 176 Patienten eine Thromboseprophylaxe mit niedermolekularem Heparin.

Es ergaben sich keine relevanten Unterschiede in der Zusammensetzung der Behandlungs- und der Kontrollgruppe (Tab. 9–11). Auch hinsichtlich möglicher Thrombose-Risikofaktoren bestanden keine relevanten Unterschiede in den beiden Gruppen mit Ausnahme hormoneller Kontrazeptiva.

Tabelle 8. Einschluß- und Ausschlußkriterien der klinischen Studie zur Thromboseinzidenz und Thromboseprophylaxe bei ambulanter Gipsimmobilisation (Anzahl der Ausschlüsse)

Einschluß
- Alter 18–65 Jahre (12)
- Konservative Behandlung im Unterschenkelgips oder Oberschenkeltutor

Ausschluß
- Frühere Venenthrombosen (5)
- Schwangerschaft (3)
- Gerinnungsstörungen oder Antikoagulation (1)
- Blutungsquellen
- Chronisch venöse Insuffizienz (11)
  Kontraindikationen der Prophylaxe mit Heparin
- Postoperative Gipsruhigstellung

Tabelle 9. Allgemeine Charakteristika der an der klinischen Studie teilnehmenden ambulanten Patienten mit Gipsimmobilisation der unteren Extremität

	NMH (n=176)	Kontrolle (n=163)
Geschlecht	104 M/72 F	104 M/59 F
Alter (Jahre, MW±SD)	34,1±12 (18–63)	33,5±13 (18–64)
Gewicht (kg, MW±SD)	74,8±13 (48–120)	75±14 (47–134)
Größe (cm)	175±10 (152–198)	175±9 (150–200)
Broca-Index*	1,05±0,2 (0,8–1,9)	1,04±0,2 (0,8–1,8)
Verletzte Seite (re/li)	100/76	89/74
Gipsverband (Unter-/Oberschenkel)	152/24	139/24

Broca-Index* = Gewicht (kg)/[Größe (cm) - 100]

Sieben (4,3%) tiefe Beinvenenthrombosen traten in der Gruppe von 163 Patienten ohne Thromboseprophylaxe auf (Abb. 12, 13). Die mittlere Immobilisationsdauer in dieser Gruppe betrug 18,8 (2–72) Tage und die Thrombosen wurden nach einer mittleren Immobilisationsdauer von 11,4 (1–29) Tagen nachgewiesen. In der Gruppe von Patienten mit medikamentöser Prophylaxe wurden keine tiefen Beinvenenthrombosen nachgewiesen. Dies Ergebnis ist statistisch signifikant (p = 0,006) und liegt unter der für die dritte

Tabelle 10. Verletzungsarten und Immobilisationsdauer der an der klinischen Studie teilnehmenden ambulanten Patienten

		NMH (n = 176) Dauer der Immobilisation MW±SD (Tage)		Kontrolle (n = 163) Dauer der Immobilisation MW±SD (Tage)
Distorsion Prellungen	68	7,3±3	54	7,5±3
Bandrupturen	63	20,1±11	66	23,7±10
Frakturen	38	21,3±17	34	29,0±16
Andere	7	13,3±9	9	11,0±4

Tabelle 11. Verletzungen und allgemeine Risikofaktoren für die Tromboseentstehung bei den an der klinischen Studie teilnehmenden ambulanten Patienten

			Anzahl/mit Thrombosen (%)	
		n	NMH	Kontrolle
Gesamt		339	176/–	163/7 (4,3%)
Männer		208	104/–	104/4 (3,8%)
Frauen		131	72/–	59/3 (5,1%)
Unterschenkelgips		291	152/–	139/5 (3,6%)
Oberschenkeltutor		48	24/–	24/2 (8,3%)
Distorsionen u. Prellungen		122	68/–	54/4 (7,4%)
Außenbandrupturen		129	63/–	66/1 (1,5%)
Frakturen		72	38/–	34/2 (5,9%)
Andere		16	7/–	9/–
Alter	>40 Jahre	97	53/–	44/5 (11,4%)
	≤40 Jahre	242	123/–	119/2 (1,7%)
Adipositas (Broca-Index >1,2)	ja	74	40/–	34/1 (2,9%)
	nein	265	136/–	129/6 (4,7%)
Rauchen	ja	153	83/–	70/4 (5,7%)
	nein	186	93/–	93/3 (3,2%)
Krampfadern	ja	54	23/–	31/1 (3,2%)
	nein	283	151/–	132/6 (4,5%)
Orale Kontrazeptiva	ja	43	18/–	25/1 (4,0%)
	nein	88	54/–	34/2 (5,9%)
Immobilisation im Gips	>10 Tage	176	79/–	97/3 (3,1%)
	≤10 Tage	163	97/–	66/4 (6,1%)

Abb. 12 u. 13. Phlebographischer Nachweis einer Poplitealvenenthrombose (**Abb. 12**) nach Unterschenkelgipsanlage wegen Großzehenfraktur und einer Thrombose der Vv. tibiales ant. (**Abb. 13**) nach Gipsimmobilisation wegen Kniegelenksdistorsion [Kock et al 1993]

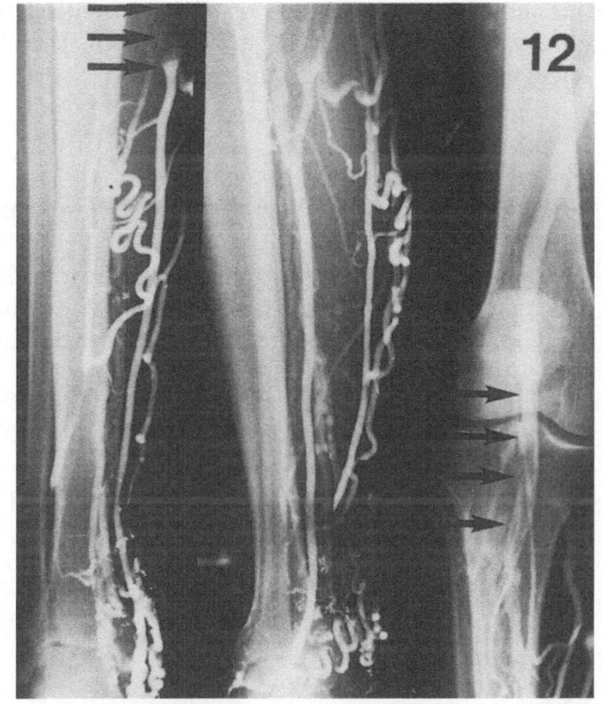

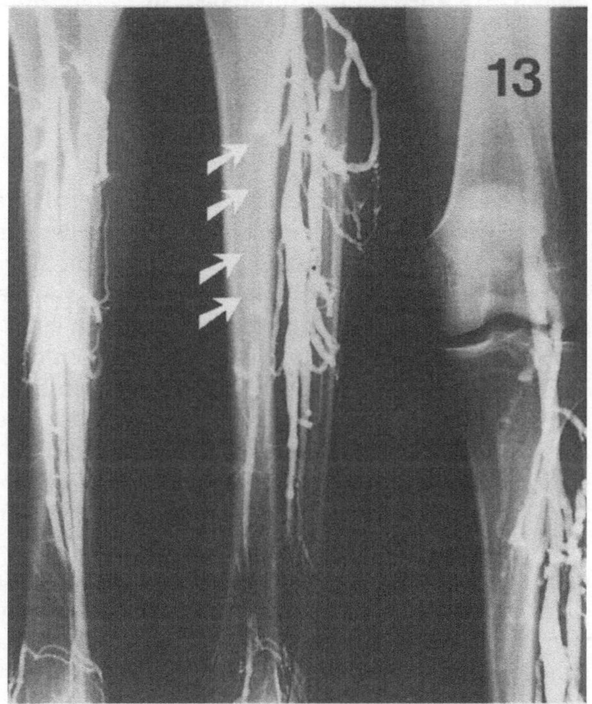

Interimsanalyse geforderten einseitigen kritischen Schwelle von Alpha = 0,023 für einen vorzeitigen Studienabbruch. Die „Intention-to-treat-Analyse" zeigte ein identisches Ergebnis (p<0,007).

3.2 Risikofaktoren für die Thromboseentstehung im Gipsverband

Eine weitere Aufschlüsselung der Thrombosehäufigkeit nach Verletzungsart und anderen potentiellen Risikofaktoren zeigt keinen schlüssigen Beweis eines Einflusses dieser Faktoren, vor allem angesichts der geringen Fallzahlen in den Untergruppen.

Die Dauer der Gipsimmobilisation von 15,2 (12) Tagen in der Gruppe mit NMH war kürzer als in der Kontrollgruppe mit 18,8 (13) Tagen (U-Test p<0,01). Eine Korrelation zwischen der Dauer der Gipsimmobilisation und des Auftretens von Thrombosen konnte nicht nachgewiesen werden, weil die mittlere Immobilisationsdauer im Gipsverband 11,4 (10) (Bereich 1–29) Tage für Patienten mit tiefer Beinvenenthrombose und 17,2 (13) (Bereich 1–76) Tage für Patienten ohne tiefe Beinvenenthrombose betrug.

3.3 Ambulante Thromboseprophylaxe mit niedermolekularem Heparin

3.3.1 Patienten-Compliance bei der Selbstinjektion

Die Selbstinjektionen von niedermolekularem Heparin in Fertigspritzen wurden von der Mehrzahl der Patienten mit großer Zuverlässigkeit durchgeführt. Nur 3 Patienten aus der Prophylaxegruppe mußten wegen Nichtdurchführung der medikamentösen Thromboseprophylaxe von der Studienteilnahme ausgeschlossen werden. Als Kontrollparameter der tatsächlichen Durchführung der Prophylaxe dienten die für Heparininjektionen typischen Injektionsmarken.

Die Befragung der Patienten, die eine ambulante Thromboseprophylaxe durch subkutane Injektion von niedermolekularem Heparin durchgeführt hatten, ergab nach Ablauf der Gipsimmobilisation, daß die Durchführung der subkutanen Injektionen von 89% der Männer und 72% der Frauen durch Selbstinjektion, von 7% der Männer und 13% der Frauen durch Verwandte oder Bekannte und von 4% der Männer und 15% der Frauen vom Hausarzt oder von medizinischem Personal durchgeführt worden war (Tab. 12). Insgesamt konnten 91% der Patienten die Injektion selbst oder mit Hilfe von Verwandten durchführen und 9% benötigten die Hilfe von medizinischem Personal. Die Frage, ob sie bei erneuter Gipsimmobilisation wieder eine medikamentöse Thromboseprophylaxe durch Selbstinjektion von niedermolekularem Heparin durchführen würden, beantworteten 97% der Männer und 89% der Frauen bejahend.

Tabelle 12. Patienten-Compliance bei der Durchführung der ambulanten Thromboseprophylaxe durch niedermolekulares Heparin in Fertigspritzen (n = 176)

	Gesamt	Frauen	Männer
Selbstinjektion	81%	64%	86%
Angehörige	10%	6%	4%
Medizinisches Personal	9%	7%	2%
Würden wieder spritzen	93%	89%	97%

3.3.2 Komplikationen

Außer den 7 tiefen Beinvenenthrombosen in der Gruppe ohne medikamentöse Prophylaxe traten in keiner der beiden Studiengruppen sonstige schwere Komplikationen auf. Die Untersuchung der Laborwerte (Blutbild und Blutgerinnung) vor und nach Gipsimmobilisation ergab keine signifikanten Änderungen als Hinweis für innere Blutungen oder Heparin-induzierte Thrombozytopenien. Bei der Abschlußuntersuchung von fünf Patienten - es handelte sich nur um Patienten der Therapiegruppe A mit Prophylaxe - wurden die folgenden, stets reversiblen Nebenwirkungen der Prophylaxe dokumentiert:

- **Patient Nr. 1:** Nach zusätzlicher Einnahme von ASS-Tabletten ein handflächengroßes Hämatom an einer der Einstichstellen. Abheilung ohne Entzündung
- **Patient Nr. 26:** Am Innen- und Außenknöchel lokale Hämatome (<5cm).
- **Patient Nr. 68:** An den Einstichstellen kleine Hämatome (<4 cm).
- **Patient Nr. 159:** Hämatom (< 4 cm) und Brennen bei der Heparininjektion.
- **Patient Nr. 35:** In den ersten Tagen reversibles Ekzem im Gesicht (Papeln, Schwellung, Juckreiz).

3.3.3 Direkte Kosten

Die Berechnung der direkten Kosten pro Patient in den Gruppen mit und ohne medikamentöser Thromboseprophylaxe durch niedermolekulares Heparin ergibt:

1. *Modell A* (Alle Patienten injizieren sich selbst) - Die direkten Kosten für die Prophylaxe betragen im Durchschnitt 257,80 DM pro Patient.
2. *Modell B* (9% der Patienten erhalten die Injektionen beim Arzt, die übrigen injizieren selbst) - Die direkten Kosten für die Prophylaxe betragen im Durchschnitt 272,20 DM pro Patient.
3. *Modell C* (Alle Patienten erhalten die Injektionen beim Arzt) - Die direkten Kosten für die Prophylaxe betragen im Durchschnitt 419,40 DM pro Patient.

4. Modell D (Thrombosebehandlung in der Akut-Phase, Tagessatz 400,- DM) - Die direkten Kosten in der Gruppe ohne Thromboseprophylaxe betragen im Durchschnitt 399,- DM pro Patient.
5. Modell E (Thrombosebehandlung in der Akut-Phase, Tagessatz 590,- DM) -Die direkten Kosten in der Gruppe ohne Thromboseprophylaxe betragen im Durchschnitt 470,- DM pro Patient.

3.3.4
Indirekte Kosten und Kosten-Nutzen-Analyse

Berechnet man die indirekten Kosten durch die erforderliche Akutbehandlung der Thrombose unter Berücksichtigung der Arbeitsausfallzeiten und der tatsächlichen Minderung der Erwerbsfähigkeit im ersten Jahr nach dem Auftreten der Thrombosen (Tab. 13) unter Bezug auf das mittlere Pro-Kopf-Einkommen in der Bundesrepublik Deutschland, so ergeben sich folgende Gesamtkosten:

1. Für Modell D (Thrombosebehandlung in der Akutphase, Tagessatz 400,- DM) - Die Gesamtkosten für die ambulante Diagnostik und akute Behandlung der tiefen Beinvenenthrombosen sowie die indirekten Kosten durch die Thrombosefolgen im 1. Jahr betragen im Durchschnitt 1088,- DM pro Patient in der Gruppe ohne Thromboseprophylaxe.
2. Für Modell E (Thrombosebehandlung in der Akutphase, Tagessatz 590,- DM) - Die Gesamtkosten für die ambulante Diagnostik und akute Behandlung der tiefen Beinvenenthrombosen sowie die indirekten Kosten durch die Thrombosefolgen im 1. Jahr betragen im Durchschnitt 1159,- DM pro Patient in der Gruppe ohne Thromboseprophylaxe.

Die graphische Darstellung (Abb. 14) dieser errechneten Durchschnittskosten pro Patient in Bezug zur prozentualen Thromboseinzidenz läßt erkennen, daß bei Thromboseinzidenzen unter 2% die Kosten der ambulanten Thromboseprophylaxe über dem rein ökonomischen Nutzen der Prophylaxe

Tabelle 13. Behandlungsdauer und Langzeitfolgen im ersten Jahr der Behandlung der 7 Patienten mit tiefen Beinvenenthrombosen [TVT] in der Gruppe ohne medikamentöse Thromboseprophylaxe

Pat. Nr.	Alter [J]	Unfall	Stationäre Therapie wg. TVT [T]	AU [T]	Antikoagulation nach TVT [Mon.]	Kompressionstherapie [Mon.]	MdE	Postthrombot. Syndrom
1	64	Arbeit	16	35	12	6	20%	ja
2	57	Arbeit	0	210	6	6	∅	nein
3	57	Arbeit	12	240	7,5	auf Dauer	20%	ja
4	23	Arbeit	10	33	12	auf Dauer	20%	ja
5	26	Privat	5	90	12	12	∅	ja
6	50	Privat	15	Hausfrau	8	12	∅	nein
7	47	Privat	13	Hausfrau	6	auf Dauer	∅	nein

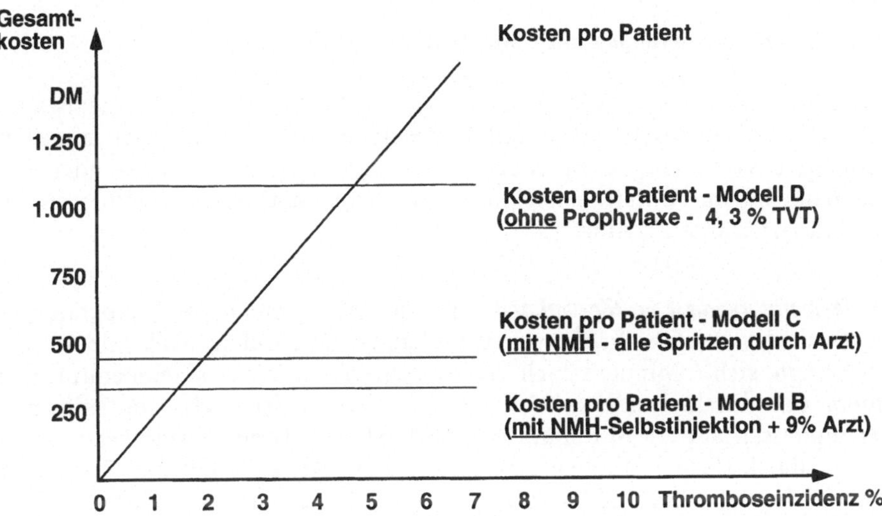

Abb. 14. Darstellung der errechneten Durchschnittskosten pro Patient anhand verschiedener Berechnungsmodelle bei ambulanter Gipsimmobilisation mit und ohne Thromboseprophylaxe durch niedermolekulares Heparin (s. Text).

liegen, wenn durch die Prophylaxe alle Thrombosen verhindert werden könnten. Dies gilt auch für den Vergleich der jeweils kostengünstigsten Modellrechnungen für die Gruppen mit und ohne Prophylaxe, in denen alle Patienten der Prophylaxegruppe Selbstinjektionen durchführen und in der Gruppe ohne Prophylaxe die Thrombosebehandlung zu einem kostengünstigen stationären Tagessatz von 400,- DM durchgeführt wird (Modell A und Modell D).

3.4 Veränderungen der Beinvenen im Gipsverband

Die im Gipsverband untersuchten Parameter zur Beurteilung des venösen Systems sind zu unterteilen in 1. die mit direkten, blutigen Methoden an Probanden gemessenen Venendruckwerte, 2. in die bei Probanden und Patienten venenverschlußplethysmographisch ermittelten Parameter der Venenfunktion (venöse Kapazität und venöser Abstrom vor und nach Gipsimmobilisation) sowie die duplexsonographischen Flußmessungen.

Während bei den Messungen an Probanden nur ein Untersucher alle Messungen nach einem standardisierten Schema (s.o.) durchführte, wurden die Messungen an Patienten von 4 verschiedenen Untersuchern ausgeführt. Wegen der methodisch möglichen Schwankungen der Meßwerte zu den einzelnen Zeitpunkten wurden daher die Messungen an Patienten stets auf die als Referenzuntersuchung mitgemessene, unverletzte Seite bezogen.

3.4.1
Venöse Frühveränderungen nach Gipsanlage

Die Ergebnisse der Venendruckmessungen und die sonographische Bestimmung der Venendurchmesser sind Teilresultate der im Rahmen einer medizinischen Dissertation durchgeführten Untersuchungen an venengesunden Probanden, die mit Unterschenkelgipsverbänden und Oberschenkeltutoren immobilisiert wurden [Kühne 1997].

1. Temperaturverlauf im Gipsverband – Bei der Bestimmung des Temperaturverlaufs an der Hautoberfläche von 6 Probanden mit Unterschenkelgipsverbänden zeigte sich 5 Minuten nach der Gipsanlage ein initiales Temperaturmaximum von durchschnittlich 35,3 [SD 1,5] Grad Celsius, das im Zeitverlauf asymptotisch auf ein Minimum von 22,3 [SD 0,5] Grad Celsius nach 60 Minuten abfiel. Nach 4 Stunden im Gipsverband betrug die mittlere Temperatur an der Hautoberfläche 23,8 [SD 1,4] Grad Celsius und war damit im Vergleich zum 1-Stunden-Wert nicht mehr signifikant verändert.

2. Druckverlauf im Gipsverband – Die zwischen dem Weichteilmantel und Gipsverband bei jeweils 12 Probanden mit Unterschenkelgipsverbänden und 11 Probanden mit Oberschenkeltutoren 1 Stunde und 4 Stunden nach Gipsanlage an der Unterschenkelaußenseite im Stehen bestimmten Druckwerte betrugen im Durchschnitt 73,3 bzw. 74,2 mm Hg für die Unterschenkel- sowie im Durchschnitt 83,6 bzw. 80,9 mm Hg für die Oberschenkelimmobilisation.

Trotz erheblicher inter-individueller Unterschiede der absoluten Meßwerte, die auf die Methodik zurückzuführen sind, traten in den Unterschenkelgipsverbänden im Zeitverlauf nur geringe Druckschwankungen von durchschnittlich 9,2 mm Hg auf. In den Oberschenkeltutoren betrug die durchschnittliche Druckänderung im Zeitverlauf 5,5 mm Hg.

Eine signifikante Änderung der Druckwerte wurde bei den venengesunden und unverletzten Probanden weder bei der Unterschenkel- noch bei der Oberschenkelimmobilisation festgestellt.

3.4.1.1
Venendruck und Venendurchmesser im Unterschenkelgips

1. Venenausgangsdruck P1 – Nach Anlage von Unterschenkelgipsverbänden bei 12 venengesunden, unverletzten Probanden kam es zu einem geringfügigen Anstieg des mittleren Venenausgangsdruckes (T1) um 2,4 mm Hg von 92,2 mm Hg auf 94,6 mm Hg (T2). Nach 24 Stunden (T6) kam es zu einem weiteren Anstieg bis auf 97,1 mm Hg und auf 96,8 mm Hg zum Zeitpunkt der Abschlußmessung (T8). Die statistische Untersuchung der Druckänderungen im paarweisen Vergleich zum Ausgangswert nach Dunnett-t-Test auf dem 5% Signifikanz-Niveau war nicht signifikant. Die Regressionsanalyse ergab ebenfalls keine signifikanten Unterschiede ($p = 0{,}55$).

2. Minimaldruck P2 – Nach Aktivierung der Muskelpumpe im Unterschenkelgipsverband (Kniebeugen) kam es stets zu einem Druckabfall. Der mittlere Druckwert P2 vor Anlage der Unterschenkelgipsverbände betrug 28,6 mm Hg. Der mittlere Druckwert P2 im Unterschenkelgipsverband im Zeitverlauf war 37,7 mm Hg. Die statistische Untersuchung der Druckänderungen im paarweisen Vergleich zum Ausgangswert nach Dunnett-t-Test auf dem 5% Signifikanz-Niveau war nicht signifikant. Die Regressionsanalyse ergab ebenfalls keine signifikanten Unterschiede (p = 0,26).

3. Venendruckdifferenz (P1–P2 = ΔP) – Nach Anlage der Unterschenkelgipsverbände kam es unter standardisierter Aktivierung der Muskelpumpe insgesamt stets zu einem geringeren Venendruckabfall (MW 58 mm Hg) als ohne Gipsverbände (MW 63,6 mm Hg). Nach Gipsabnahme (T8) erhöhte sich der Mittelwert der Vendruckdifferenz im Vergleich zur letzten Messung im Gipsverband (T7) um durchschnittlich 18,6%. Der t-Test nach Dunnett und die Regressionsanalyse (p = 0,55) waren nicht signifikant.

4. Venenenddruck P3 – Nach Anlage von Unterschenkelgipsverbänden bei 12 venengesunden, unverletzten Probanden kam es zu einem geringfügigen Anstieg des mittleren Venenenddruckes um 7,8 mm Hg von 92,8 mm Hg (T1) auf 100,6 mm Hg (T6). Der t-Test nach Dunnett war aufgrund der großen Streuung der Meßwerte auf dem 5% Signifikanz-Niveau nicht signifikant. Die Regressionsanalyse ergab trotz eines deutlichen Trends keine signifikanten Unterschiede (p = 0,12).

5. Venendurchmesser – Im Vergleich zum Ausgangswert zeigte sich bei der ersten Messung 1 Stunde nach Gipsanlage (T2) sowohl in der Vena poplitea als auch in der V. femoralis eine deutliche Zunahme der mittleren Venendurchmesser um 11% bzw. 6%. Im weiteren Zeitverlauf kam es zu keinen weiteren Änderungen der Venendurchmesser. Obwohl die gemessenen Venendurchmesser stets über den Ausgangswerten lagen, waren die Änderungen statistisch nicht signifikant. Auch die Regressionsanalysen für die mittleren Durchmesser der V. femoralis (p = 0,58) und der V. poplitea (p = 0,73) waren nicht signifikant.

3.4.1.2
Venendruck und Venendurchmesser im Oberschenkeltutor

1. Venenausgangsdruck P1 – Nach Anlage der Oberschenkeltutoren bei 11 Probanden kam es zu einem geringfügigen Anstieg des mittleren Venenausgangsdruckes (T1) um 3,2 mm Hg von 92,5 mm Hg auf 95,7 mm Hg (T2). Nach 24 Stunden kam es zu einem weiteren Anstieg bis auf 101,8 mm Hg. Die statistische Analyse der Druckänderungen im paarweisen Vergleich zum Ausgangswert nach Dunnett-t-Test auf dem 5% Signifikanz-Niveau war nicht signifikant. Die Regressionsanalyse ergab zwar keine signifikanten Unterschiede (p = 0,08), war jedoch als auffällig im Sinne eines Trends anzusehen.

2. Minimaldruck P2 – Nach Aktivierung der Muskelpumpe im angelegten Oberschenkeltutor (Zehenstände) kam es stets zu einem Druckabfall. Der mittlere Druckwert P2 vor Anlage der Oberschenkeltutoren betrug 30 mm Hg. Der mittlere Druckwert P2 im Oberschenkeltutor im Zeitverlauf war 33,7 mm Hg. Die statistische Untersuchung der Druckänderungen im paarweisen Vergleich zum Ausgangswert nach Dunnett's t-Test auf dem 5% Signifikanz-Niveau war nicht signifikant. Die Regressionsanalyse ergab ebenfalls keine signifikanten Unterschiede (p = 0,26).

3. Venendruckdifferenz (P1–P2=ΔP) – Nach Anlage der Oberschenkeltutoren kam es unter standardisierter Aktivierung der Muskelpumpe zu einer geringen Abnahme der Venendruckdifferenz (MW 63,8 mm Hg) im Vergleich zu den Messungen ohne Gipstutor (MW 66,9 mm Hg). Im Zeitverlauf erhöhte sich die Venendruckdifferenz und erreichte nach 8 Stunden wieder annähernd den Ausgangswert. 24 Stunden nach Gipsanlage lag der Mittelwert der Druckdifferenz mit 68,9 mm Hg 2 mm Hg sogar höher als vor Gipsanlage. Nach Gipsabnahme erhöhte sich die mittlere Venendruckdifferenz im Vergleich zur letzten Messung im Gipsverband um 3,3%. Der t-Test nach Dunnett war nicht signifikant, und die Regressionsanalyse (p = 0,08) auffällig, aber ebenfalls nicht signifikant.

4. Venenenddruck P3 – Nach Anlage von Oberschenkeltutoren bei 11 venengesunden, unverletzten Probanden kam es initial zu einem geringfügigen Abfall des mittleren Venenenddruckes um 2,5 mm Hg von 99,1 mm Hg (T1) auf 96,6 mm Hg (T2). Danach stieg der mittlere Venenendruck und lag nach 4 Stunden mit 101,3 mm Hg geringfügig über den Werten ohne Tutor. Der t-Test nach Dunnett war aufgrund der großen Streuung der Meßwerte auf dem 5% Niveau nicht signifikant. Die Regressionsanalyse ergab lediglich einen Trend und keine signifikanten Unterschiede (p = 0,15).

5. Venendurchmesser – Im Vergleich zum Ausgangswert zeigte sich bei der Messung 1 Stunde nach Gipsanlage (T2) an der Vena poplitea eine deutliche Zunahme der mittleren Venendurchmesser um 3,8%, die nach 4 Stunden wieder auf den Ausgangswert von 9,8 mm rückläufig war. Im weiteren Zeitverlauf kam es zu keinen wesentlichen Änderungen der Venendurchmesser. Auch die Durchmesser der V. femoralis zeigten keine wesentlichen Veränderungen in den ersten 24 Stunden nach Gipsanlage. Die gemessenen Änderungen waren statistisch nicht signifikant.

3.4.2
Venöse Langzeitveränderungen nach Gipsimmobilisation (Abb. 15 bis 18)

Die graphische Darstellung der absoluten Mittelwerte von venöser Kapazität und venösem Abstrom als Funktionsparameter des Beinvenensystems nach Beendigung der Gipsimmobilisation bei andauernder Gipsimmobilisation (Zeitangabe in Wochen) zeigt, daß es sowohl bei Patienten mit Unterschenkelgipsimmobilisation als auch bei Patienten mit Oberschenkelimmobilisation im Gipstutor im Vergleich zur jeweils unverletzten Gegenseite zu keinen signifikanten Änderungen im venösen Abstrom und in der venösen Kapazität der Beinvenen kam.

3.5
Anwendung des AV-Impulssystems im Unterschenkelgips

Während der Anwendung des AV-Impulssystems kam es zu keinen Funktionsstörungen oder zu schmerzhaften Beeinträchtigungen der Probanden durch die in den Gipsverband eingebrachten Druckmanschetten. Die eingesetzte Impulsstärke von 130 mm Hg wurde stets problemlos toleriert.

3.5.1
Venenfluß im Unterschenkelliegegips

Nach beidseitiger Unterschenkelgipsanlage bei 6 venengesunden Probanden nahm die duplexsonographisch gemessene maximale Geschwindigkeitsrate des Blutflusses unter Ruhebedingungen in der V. femoralis um 1% (von 8,9 auf 8,8 ml/s) und in der V. poplitea um 10% (von 1,7 auf 1,5 ml/s) ab. Die Unterschiede waren nicht signifikant ($p < 0{,}05$).

Die Venenflußrate nahm femoral nach Gipsanlage um 1,5% (von 88,2 auf 86,8 ml/16s Meßintervall) ab, popliteal hingegen um 8% (von 29,5 auf 31,9 ml/16s Meßintervall) zu. Diese Meßwerte entsprachen einem Blutminutenflußvolumen in Ruhe und ohne Gipsverband von 330 ml unterhalb der Leiste (110,6 ml/min in der Kniekehle) sowie mit Gipsverband von 325,5 ml unterhalb der Leiste (119,6 ml/min in der Kniekehle). Die Unterschiede ohne und mit Gipsverband waren nicht signifikant ($p < 0{,}05$).

3.5.2
Venenflußsteigerung im Gipsverband mit dem AV-Impulssystem

Die maximale venöse Flußrate mit dem AV-Impulssystem im Gipsverband nahm femoral um das 1,8fache (von 8,8 auf 15,6 ml/s) und popliteal um das 12,4fache (von 1,5 auf 18,6 ml/s) zu. Die Unterschiede waren signifikant ($p < 0{,}01$).

Die venöse Flußrate im Meßintervall von 16 Sekunden Dauer mit dem AV-Impulssystem im Gipsverband nahm femoral um das 1,6fache (von 86,8 auf 139,1 ml) und popliteal um das 3,2fache (von 31,9 auf 101 ml) zu. Diese Meßwerte entsprachen einem Blutminutenflußvolumen im Gipsverband von 521,6 ml/min unterhalb der Leiste sowie 378,8 ml/min in der Kniekehle. Die

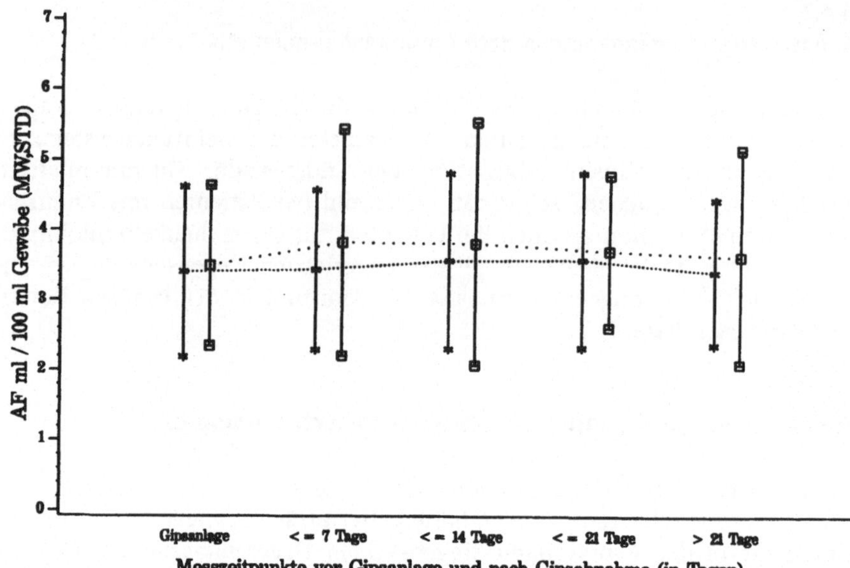

a

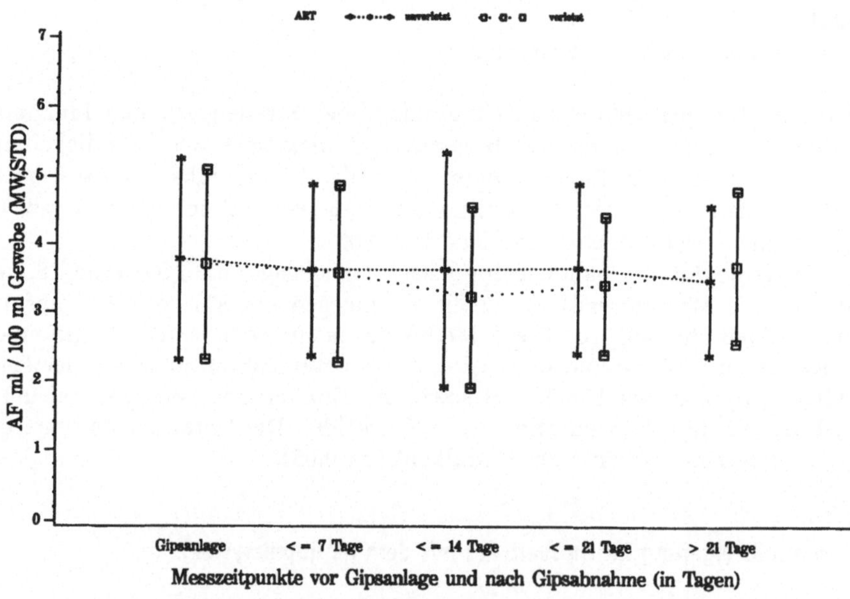

b

Abb. 15 a, b. Darstellung des Funktionsparameters „venöse Kapazität" vor und nach Unterschenkelgipsimmobilisation im Rahmen der klinischen Studie (**a** – linke Seite verletzt, **b** – rechte Seite verletzt)

Unterschiede im Vergleich zum Venenfluß in Ruhe waren statistisch signifikant ($p < 0{,}01$).

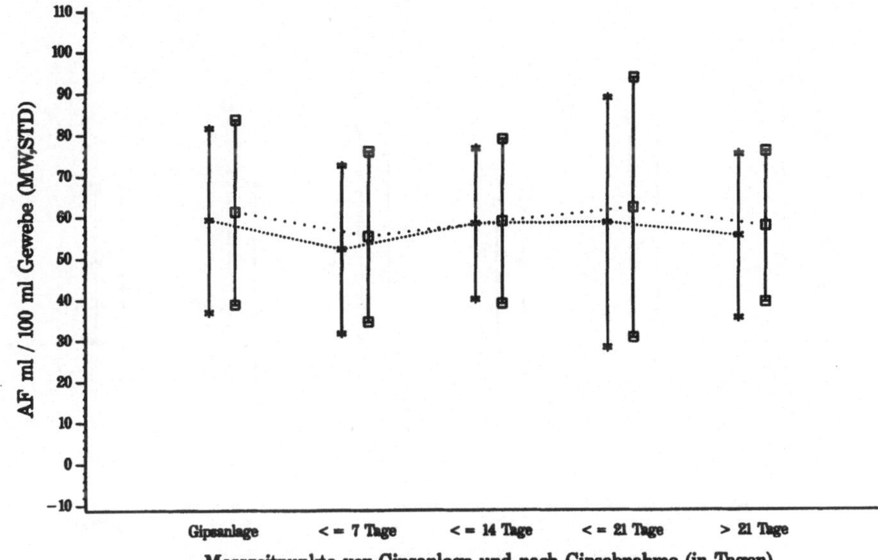

a

ART ◆···◆···◆ unverletzt □· □· □ verletzt

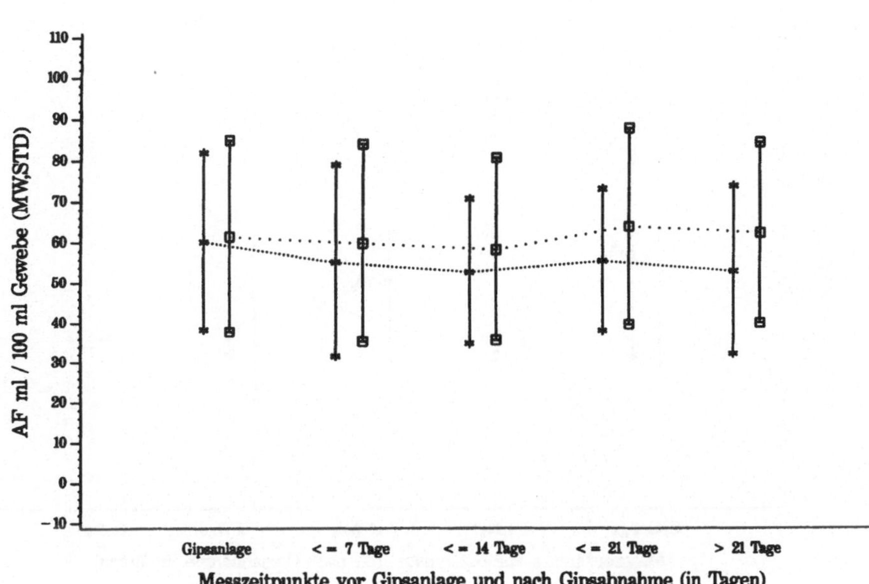

b

ART ◆···◆···◆ unverletzt □· □· □ verletzt

Abb. 16 a, b. Darstellung des Funktionsparameters „venöser Abfluß" vor und nach Unterschenkelgipsimmobilisation im Rahmen der klinischen Studie (**a** – linke Seite verletzt, **b** – rechte Seite

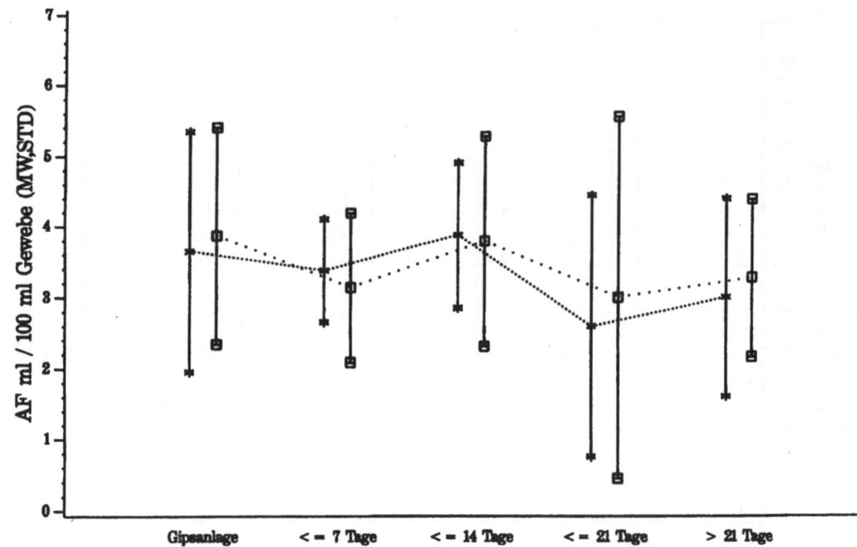

a

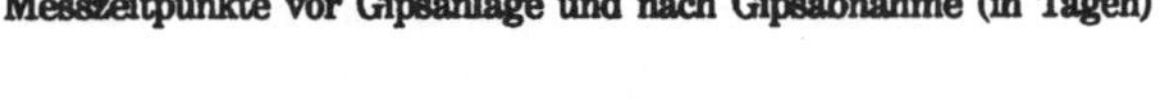

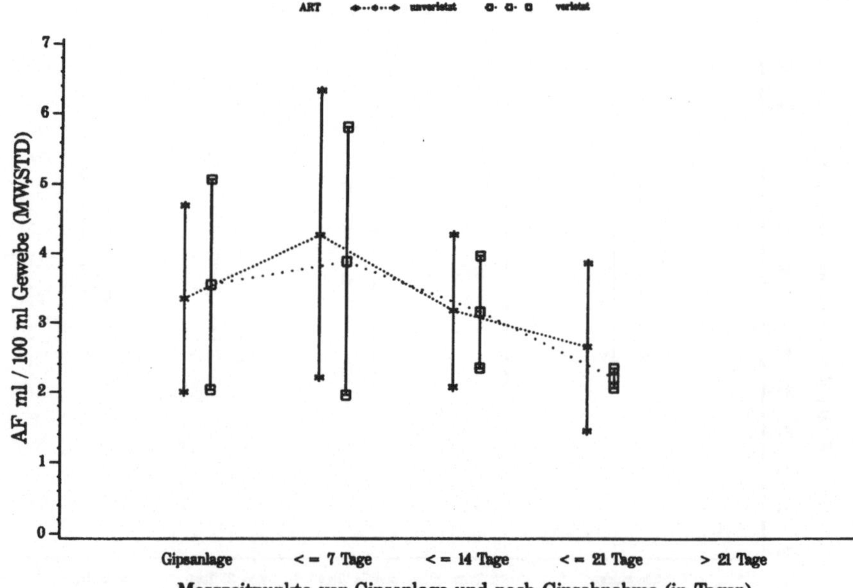

b

Abb. 17 a, b. Darstellung des Funktionsparameters „venöse Kapazität" vor und nach Oberschenkelgipsimmobilisation im Rahmen der klinischen Studie (**a** – linke Seite verletzt, **b** – rechte Seite verletzt)

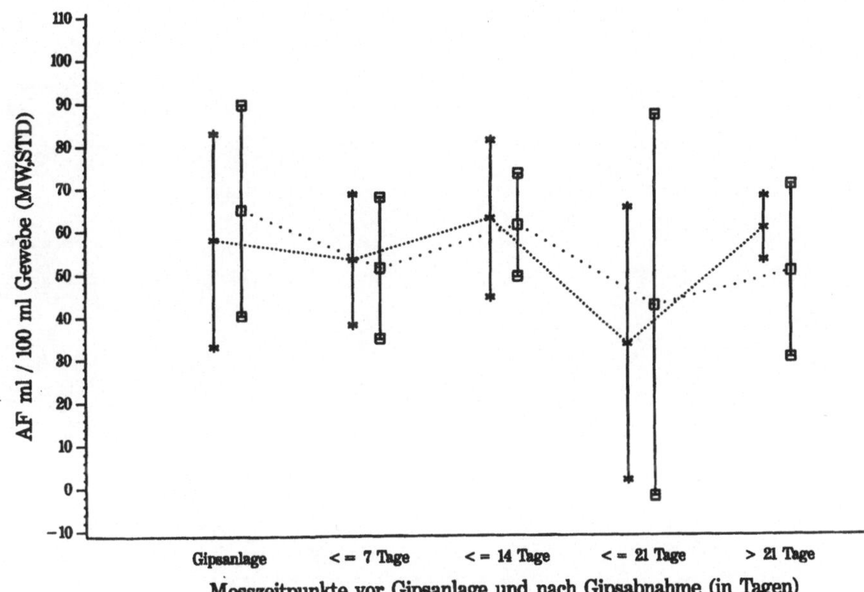

a

ART unverletzt verletzt

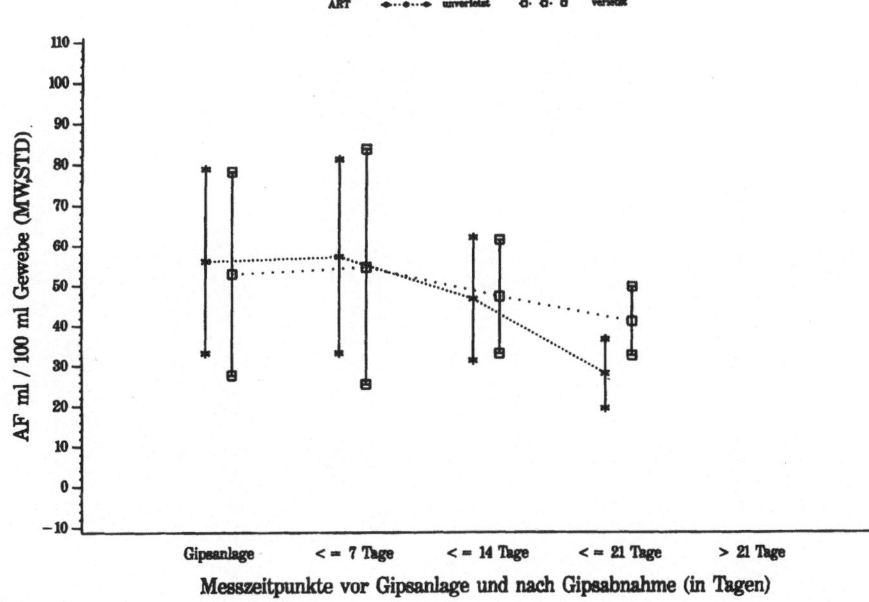

b

ART unverletzt verletzt

Abb. 18 a, b. Darstellung des Funktionsparameters „venöser Abfluß“ vor und nach Oberschenkelgipsimmobilisation im Rahmen der klinischen Studie (**a** – linke Seite verletzt, **b** – rechte Seite verletzt)

KAPITEL 4

Diskussion

4.1 Bewertung der klinischen Ergebnisse

4.1.1 Thromboseinzidenz bei ambulanter Gipsimmobilisation

Das erhöhte Thromboserisiko nach Verletzungen der unteren Extremität ist den mit der Behandlung dieser Verletzungen befaßten Chirurgen und Orthopäden seit mehr als 100 Jahren bekannt. Da die Vorhersagbarkeit des individuellen Thromboserisikos z. B. anhand eines Scores, bis in die jüngste Vergangenheit nicht möglich war, wird allgemein zwischen hohem, mittlerem und niedrigem Risiko für eine Thromboseentstehung unterschieden (s.o.) und die Form der Thromboseprophylaxe entsprechend gewählt [Nicolaides 1992]. Im Hinblick auf die Erfolge der medikamentösen Thromboseprophylaxe als Standardverfahren bei Operationen mit besonders hohem Thromboserisiko (z. B. nach Hüft- und Kniegelenkoperationen) wurde erst in jüngerer Zeit die Thromboseprophylaxe auch für ambulante Patienten mit niedrigerem Thromboserisiko empfohlen [Schmit-Neuerburg 1990].

Als wissenschaftliche Basis dieser generellen Empfehlung einer medikamentösen Thromboseprophylaxe für gipsimmobilisierte Patienten können zwar einerseits die seit langem zu diesem Thema veröffentlichten Arbeiten im Schrifttum herangezogen werden. So konnten bereits 1941 bei konservativer Behandlung von Beinverletzungen im Gipsverband die phlebographisch gesicherten Thromboseraten nach reinen Weichteilverletzungen (Oberschenkel 13%, Unterschenkel 18%), sowie nach Kniebinnenverletzungen (7%) und nach Knöchelfrakturen (12%) angegeben werden [G. Bauer 1944]. Die Reihe ähnlicher, ausschließlich retrospektiver Untersuchungen zum Thromboserisiko im Gipsverband setzte sich danach mit größeren zeitlichen Abständen bis in die Gegenwart fort [Blum 1964, Weller et al. 1966, Micheli 1975, Spieler 1973, Buff 1980, Pick et al. 1982, Breyer et al. 1984, Spieler et al. 1988, Danner und Bernett 1990, Zagrodnik und Kaufner 1990, Reilmann et al. 1993].

Andererseits wurden international bisher erst 3 größere prospektive Studien zur ambulanten Thromboseinzidenz bei Gipsimmobilisation und deren Prophylaxe durchgeführt und publiziert (Tab. 14). In diesen Untersuchungen wurde mit objektiven Methoden zum Thrombosenachweis versucht zur Klärung des Problems der ambulanten Thromboseprophylaxe beizutragen. Dabei interessierten vor allem die Fragen nach der Thromboseinzidenz bei ambulant behandelbaren Verletzungen im Gipsverband und dem Nutzen-Risiko-Verhältnis einer medikamentös durchgeführten ambulanten Thromboseprophylaxe. Außerdem erschienen seit 1990 eine Reihe weiterer retrospektiver

Erfahrungsberichte und Diskussionsbeiträge zur ambulanten und poststationären Thromboseprophylaxe, deren Angaben hier aus methodischen Gründen nicht zusammen mit den prospektiven Untersuchungen diskutiert werden sollen [Zagrodnik und Kaufner 1990, Reilmann et al. 1993, Eingartner et al. 1995].

Erstmals wurde 1992 in einer prospektiven Untersuchung die Thromboseinzidenz bei ambulanten Patienten mit Liegegipsbehandlung (Weichteilläsionen in 11,2%, Frakturen bis zu 29% Thrombosen) ohne medikamentöse Thromboseprophylaxe nachgewiesen [Kujath et al. 1992, Spannagel und Kujath 1993]. Als Untersuchungsverfahren zum Thrombosenachweis diente die Kompressionssonographie mit phlebographischer Sicherung verdächtiger Befunde. Die Autoren folgerten aus diesen Ergebnissen, daß tiefe Beinvenenthrombosen trotz aller sonstigen Fortschritte in der Frakturbehandlung mit Liegegipsverbänden weiterhin mit unerwartet hoher Häufigkeit auftreten. Allerdings wurden Patienten mit Risikofaktoren für die Thromboseentstehung nicht von der Studienteilnahme ausgeschlossen. Diese Risikofaktoren wurden dokumentiert und ausgewertet. Die entscheidenden Ursachen der Häufung von Thrombosen im untersuchten Kollektiv ambulanter Patienten sehen die Autoren in der seit langem bekannten Immobilisation im Liegegips bei der Frakturbehandlung und in der jeweiligen Verletzungsschwere, nicht jedoch im Vorhandensein individueller Risikofaktoren. Das Ausmaß der Knochen- und Weichteilverletzungen wurde aber nicht näher spezifiziert.

In einer weiteren prospektiven Untersuchung an 168 vorwiegend jungen Patienten mit Unterschenkelgipsimmobilisation nach fibularen Bandrupturen am oberen Sprunggelenk wurden nur 111 Patienten (66%) in die Studie auf-

Tabelle 14. Zusammenstellung der Häufigkeit tiefer Beinvenenthrombosen (TVT) während der ambulanten Gipsimmobilisation im Rahmen prospektiver Studien

Autoren	Gesamt n	Gipsverband	Verletzungen n	*Mit* Prophylaxe n/TVT (%)	*Ohne* Prophylaxe n/TVT (%)
Kujath und Spannagel [1992, 1993]	253	Liegegips	Weichteile 176	87/2 (2,3)	89/10 (11,2)
			Frakturen 77	39/4 (10,3)	38/11 (29,0)
Gehling et al. [1994]	111	US	Fibulare Außenbandruptur OSG	keine Angaben	111/1 (0,9)
Kock et al. [1993, 1995]	339	US 291	Weichteile 266	138/0 (0%)	129/5 (3,9)
		OS tutor 48	Frakturen 72	38/0 (0%)	34/2 (5,9)
Gesamt-TVT Inzidenz	703		*Weichteile 545*	225/2 (0,8%)	329/12 (3,7%)
			Frakturen 149	77/4 (5,2%)	72/13 (18,1%)

genommen [Gehling et al. 1994]. Als Untersuchungsverfahren zum Thrombosenachweis diente die Farbduplexsonographie mit phlebographischer Sicherung verdächtiger Befunde. Ausgeschlossen von der Studienteilnahme wurden 12 Patienten (7%) mit besonderen Risikofaktoren für die Thromboseentstehung (thrombotische Vorschäden, Varikosis, Gerinnungsstörungen, Herzinsuffizienz, maligne Erkrankungen) sowie 45 Patienten (27%), die aus unterschiedlichen Gründen nicht nachuntersucht werden konnten und über die auch keine Informationen gegeben wurden. Im Rahmen der Studie wurde im untersuchten Kollektiv ohne Thromboseprophylaxe lediglich 1 tiefe Beinvenenthrombose (0,9%) festgestellt. Patienten mit Risikofaktoren für die Thromboseentstehung wurden nicht von der Studienteilnahme ausgeschlossen. Diese Risikofaktoren wurden dokumentiert und ausgewertet.

Zielgruppe der eigenen Untersuchungen war das normale Krankengut einer unfallchirurgischen Ambulanz mit einem hohen Anteil an Sport-, Arbeits- und Haushaltsunfällen. Als Screening-Untersuchungsmethode zum Thromboseausschluß und zur Verlaufsbeurteilung verwendeten wir eine Kombination mehrerer nicht-invasiver Untersuchungsverfahren. Der Thromboseausschluß wurde mittels B-Scan-Kompressionssonographie und phlebographischer Absicherung verdächtiger sonographischer Befunde durchgeführt. Die festgestellte Thromboseinzidenz von 4,3% tiefer Beinvenenthrombosen bei Gipsimmobilisation der unteren Extremität im Unterschenkelgips (3,6%) und im Oberschenkeltutor (8,3%) bestätigte die früheren Erfahrungsberichte zur Häufigkeit von Thrombosen und erlaubte laut Studienprotokoll den vorzeitigen Studienabbruch zum Zeitpunkt der dritten Zwischenauswertung [Kock et al. 1993, 1995]. Die Ergebnisse zeigten, daß das ambulante Thromboserisiko bei den im Unterschenkelgipsverband und Oberschenkeltutor immobilisierter Patienten mit Verletzungen keineswegs zu vernachlässigen ist. Dies überraschte umso mehr, als bei der Studiendurchführung alle Patienten mit besonders hohem Thromboserisiko (thrombotische Vorschäden, chronisch-venöse Insuffizienz, Gerinnungsstörungen) entsprechend den Empfehlungen zur ambulanten Thromboseprophylaxe von der Studienteilnahme ausgeschlossen wurden und generell eine ambulante Thromboseprophylaxe mit niedermolekularem Heparin erhielten.

Die Übersicht der bisher in prospektiven Studien untersuchten 703 Patienten (Tab. 14) mit Zusammenfassung der Angaben zur Thromboseinzidenz bei Patienten ohne Thromboseprophylaxe (n = 401, davon 329 Patienten mit Weichteilverletzungen und 72 Patienten mit Frakturen) ergibt ohne medikamentöse Prophylaxe eine Gesamtrate tiefer Beinvenenthrombosen von 6,2% (25 Patienten mit TVT bei 401 Patienten ohne Prophylaxe; 3,7% bei Weichteilverletzungen; 18,1% bei Frakturen), so daß diese Zahlen hier als weitere Diskussionsgrundlage dienen sollen. Aus den vorliegenden Zahlenangaben der prospektiven Untersuchungen kann bei vorsichtiger Schätzung das Risiko einer tiefen Beinvenenthrombose während der ambulanten Behandlung mit Gipsverbänden im Vergleich mit der Thromboseinzidenz in der westlichen Bevölkerung (s.o.) auf etwa das 22–129fache erhöht angesehen werden.

4.1.2
Thromboseentstehung bei ambulanter Gipsimmobilisation

Trotz der vorliegenden Erkenntnisse über die Thrombosehäufigkeit im Gipsverband herrscht über die Pathogenese und klinische Bedeutung dieser tiefen Beinvenenthrombosen bisher keine Einigkeit. Während einige Autoren die Reduktion der Blutfließgeschwindigkeit und die Aktivierung der plasmatischen Gerinnung bei Gipsruhigstellung im Gipsverband als Ursachen der Thromboseentstehung anführen [Pick et al. 1982, Biland et al. 1987], ist für andere Untersucher dieser Nachweis noch nicht zweifelsfrei erbracht [Breddin 1995]. Ob die jetzt nachgewiesenen tiefen Beinvenenthrombosen eher durch Stase nach Gipsimmobilisation mit hierdurch ausgeschalteten Muskelpumpen und/oder durch Gewebeverletzung und Hyperkoagulabilität mit erhöhten Fibrinopeptid A und Plättchenfaktor 4-Werten entstanden sind [Wesemeier et al. 1991, 1991a; Odenkirchen 1990, Zisak 1992], und welchen Einfluß prädisponierende Faktoren wie zunehmendes Alter und Gefäßwandschäden durch Trauma auf die Thrombogenese ausüben, bedarf daher weiterer klinischer und experimenteller Untersuchungen.

Die Ergebnisse der eigenen experimentellen Untersuchungen zu Veränderungen des Venensystems gesunder Probanden im Gipsverband (s.u.) deuten darauf hin, daß der Gipsverband bei der Thromboseförderung durch Stase eine eher untergeordnete Rolle durch eine lediglich kurzfristige und reversible Vasodilatation und eine ebenfalls kurzfristige Drucksteigerung im Beinvenensystem nach Gipsanlage ausübt. Die seit langem postulierten Auswirkungen des traumatischen Gewebeschadens auf die venöse Hämodynamik im Gipsverband, die Auswirkungen der direkten und indirekten Endothelverletzungen vor allem an den Unterschenkelvenen und die Rolle der durch den Gipsverband gehemmten Muskelpumpen bei der Thrombogenese nach Trauma sind im Detail bisher nicht hinreichend untersucht worden.

4.1.3
Einfluß individueller Risikofaktoren

Trotz der weitgehenden Minimierung des Thrombose-Risikos durch Studienausschluß und Durchführung einer medikamentösen Thromboseprophylaxe bei allen Patienten mit besonderen Risikofaktoren (Schwangerschaft, venöse Vorschäden und früher erlittene Thrombosen) wiesen bei der jetzigen Untersuchung die Mehrzahl der an der Studie teilnehmenden Patienten mit und ohne Thrombosen nach den strengen Kriterien der „Empfehlungen zur ambulanten Thromboseprophylaxe“ ebenso wie in den anderen beiden Studien doch noch Risikofaktoren auf (Tab. 15). Obwohl hiernach die Patienten mit tiefen Beinvenenthrombosen im Durchschnitt mehr Risikofaktoren als die Patienten ohne Thrombosen aufwiesen, läßt sich nach übereinstimmender Meinung auch aller anderen Autoren bisher kein Grenzwert für die individuelle Thrombosegefährdung anhand der absoluten oder durchschnittlichen Anzahl von Risikofaktoren nachweisen.

Allgemein ergab sich wahrscheinlich aufgrund der relativ geringen Fallzahlen unserer Untersuchung für die Risikofaktoren Übergewicht, orale Kon-

Tabelle 15. Angaben zur mittleren Anzahl von Thrombose-Risikofaktoren pro Patient in prospektiven Studien zur ambulanten Gipsimmobilisation

Autoren	*Mit* Prophylaxe-Risikofaktoren pro Patient (MW)	*Ohne* Prophylaxe-Risikofaktoren pro Patient (MW)	Risikofaktoren pro Patient mit TVT (MW)
Kujath und Spannagel [1992, 1993]	1,3	1,3	2,0
Gehling et al. [1994]	keine Angaben	1,2	2,0
Kock et al. [1993, 1995]	1,2	1,2	1,7

trazeptiva mit geringem Östrogen-Anteil (30 Mikrogramm), den vermeintlichen Risikofaktor Rauchen sowie selbst für den im stationären Bereich nachgewiesenen Risikofaktor Alter >40 Jahre keine statistisch signifikante Korrelationen für das Auftreten von Thrombosen. Die einzigen, allen Patienten gemeinsamen Risikofaktoren waren letztlich die Gipsimmobilisation der unteren Extremität und das vorangegangene Trauma. Als Risikofaktor mit der höchsten Thromboseinzidenz (11,4%) imponierte dann das Patientenalter >40 Jahre vor der Inzidenz tiefer Venenthrombosen bei Immobilisation im Oberschenkeltutor (8,3%). Auffällig ist weiterhin, daß in der Altersgruppe <40 Jahre nur 1,7% tiefe Beinvenenthrombosen auftraten und daß diese Thrombosen ausschließlich bei Patienten mit Oberschenkeltutoren festgestellt wurden. Allerdings sind aufgrund der geringen Fallzahlen diese Aussagen statistisch nicht signifikant und reichen daher für eine abschließende Beurteilung des Einflusses von Risikofaktoren auf die Thromboseentstehung im Gipsverband nicht aus.

Aus den bisher publizierten Untersuchungen ist zu folgern, daß tiefe Beinvenenthrombosen nach ambulanter Gipsimmobilisation ebenso wie im stationären Bereich weiterhin ohne konkrete Vorhersagbarkeit aufgrund einer individuellen Risikokonstellation in Verbindung mit dem Unfallereignis und der Extremitätenimmobilisation entstehen. Ebenso wie im stationären Hochrisikobereich ist somit auch im ambulanten Bereich mit niedrigem bis mittlerem Thromboserisiko eine praktikable Vorhersage des individuellen Thrombose-Risikos auch für ambulante Patienten bisher praktisch nicht möglich. Hierzu wären letztlich weitere prospektive Studien mit zahlreichen Patienten für jeden einzelnen, isoliert zu untersuchenden Risikofaktor erforderlich [Straub 1989]. Diese theoretische Überlegung erscheint aber praktisch nicht realisierbar.

Es zeigen sich somit bei der Diskussion um die generelle oder gezielte Thromboseprophylaxe im ambulanten Bereich eindeutige historische Parallelen zur Diskussion um die Einführung der medikamentösen Thromboseprophylaxe im stationären Bereich in Deutschland zu Anfang der 70er Jahre [Dick 1960, Rogall 1972]. Modellrechnungen aufgrund verschiedener Risiko-Vorhersage-Schemata ergaben bereits damals, daß eine gezielte medikamentöse Thromboseprophylaxe nur sehr aufwendig durchführbar ist und immer nur einen Teil der thrombosegefährdeten Patienten erfaßt. Daher ist auch die aktuelle Diskussion und Empfehlung einer gezielten medikamentösen Thromboseprophylaxe nur bei Patienten >40 Jahren oder bei Vorliegen mehrerer Risikofaktoren [Koppenhagen und Häring 1995] lediglich als ein - möglicherweise sogar effektiver - Kompromiß zur generellen Prophylaxe aufzufassen, der aber immer noch eine gewisse Anzahl gefährdeter Patienten ohne den gesicherten Schutz einer effektiven medikamentösen Thromboseprophylaxe läßt.

4.1.4 Thrombosefolgen bei ambulanter Gipsimmobilisation

In Diskussionen wurde gelegentlich die klinische Relevanz isolierter Unterschenkelvenenthrombosen für die Entstehung auch tödlich verlaufender Lungenembolien mit der Begründung nicht akzeptiert, daß aus Unterschenkelvenenthrombosen direkt in der Regel keine tödlichen Lungenembolien resultierten. Dem widerspricht, daß die Ursprungsquelle von in die Lungenarterien embolisierten Unterschenkelthromben nicht nur in den Hauptunterschenkelvenen, sondern selbst in den Muskelsinusvenen am Unterschenkel nachgewiesen wurde [Nicolaides et al. 1971 a, Havig 1977]. Etwa 20% der tiefen Unterschenkelvenen extendieren aber weiter nach proximal in die tiefen Oberschenkelvenen und können so durchaus zur Quelle tödlicher Lungenembolien werden, deren Vorkommen bei ambulanten Patienten mit Gipsimmobilisation empirisch gesichert ist [Carstensen 1993 a,b]. So sind für den mittleren und niedrigen Risikobereich bei postoperativen stationären Patienten, dem das allgemein erhöhte Thromboserisiko nach Gipsimmobilisation prozentual entspricht, tödliche Lungenembolieraten in einer Größenordnung von 0,01 bis 1% zu erwarten [Nicolaides 1992]. Zur Inzidenz tödlicher Lungenembolien bei ambulanten Patienten mit Gipsimmobilisation liegen bisher keine Untersuchungen vor. Unter der Annahme, daß der Verlauf nach Thrombusbildung bei ambulanten Patienten dem Verlauf nach postoperativ entstandenen Thrombosen entspricht, ergibt die Schätzung der Inzidenz tödlicher Lungenembolien bei gipsimmobilisierten ambulanten Patienten (Tab. 16) ohne medikamentöse Prophylaxe eine zu erwartende Häufigkeit tödlicher Lungenembolien von <0,037% bei Weichteilverletzungen und 0,1-0,7% bei Frakturen. Diese zunächst gering erscheinenden Werte liegen jedoch im Vergleich mit den bekannten epidemiologischen Angaben (s.o.) um das 1,9-635fache höher als die Häufigkeit tödlicher Lungenembolien in der westlichen Bevölkerung.

Obwohl aufgrund allgemeiner Erfahrung anzunehmen ist, daß bei Nichterkennen posttraumatisch entstandener, klinisch oft stummer Thrombosen auch nach Jahren noch andauernde Schäden in Form des postthrombotischen Syndroms zu erwarten sind [Carstensen 1993 a,b], reicht für eine wissenschaftliche Untersuchung dieser Frage der bisherige Zeitabstand seit der Manifestation der Thrombosen im Gipsverband unter den von uns gewählten prospektiven Studienbedingungen noch nicht aus. Darüber hinaus wurden alle im Rahmen unserer Studie erkannten tiefen Venenthrombosen einer konsequenten Therapie zugeführt, so daß mit günstigen Verläufen zu rechnen ist (s.o.). In einer retrospektiven Untersuchung von 52 Patienten mit tiefen Beinvenenthrombosen nach Gipsimmobilisation bei vorwiegend leichten Verletzungen hatten allerdings 5% bleibende Schäden des tiefen Venensystems er-

Tabelle 16. Thrombosehäufigkeit und Risikobereiche aus prospektiven Studien bei ambulant im Gipsverband immobilisierten Patienten im Vergleich zur Normalbevölkerung

Verletzungen n	Inzidenz TVT (%) *mit* NMH	Inzidenz TVT (%) *ohne* NMH	Risiko- bereich *mit* NMH	Risiko- Bereich *ohne* NMH	TVT (%) Risiko
Weichteile 554	2:225 (0,8)	12:329 (3,7)	Niedrig	Niedrig	0,048–0,28
Frakturen 149	4:77 (5,2)	13:72 (18,1)	Niedrig	Mittel	0,048–0,2
Gesamt 703	6:302 (2)	25:401 (6,2)	Niedrig	Niedrig	0,048–0,28
Risikoerhöhung im Vergleich zur westlichen Bevölkerung	*7,1fach bis 42fach*	*22fach bis 129fach*			

litten [Pick et al. 1982]. Genauere Zeitangaben zum Intervall zwischen dem Auftreten der Thrombose bei Gipsimmobilisation und dem Auftreten des postthrombotischen Syndroms werden in dieser Arbeit allerdings nicht gemacht.

Somit bleibt das potentielle Risiko eines postthrombotischen Syndroms eine ernstzunehmende Möglichkeit der Langzeitschädigung nach posttraumatischen Beinvenenthrombosen und Gipsimmobilisation [Koppenhagen und Häring 1992, 1995]. Auf die volkswirtschaftlichen Konsequenzen dieser Thrombosefolge wurde ebenfalls hingewiesen, wobei die angegebenen Behandlungskosten (140000 DM pro Fall) bei weiter steigenden Kosten im Gesundheitswesen eher zu niedrig geschätzt sein dürften. Mangels valider Zahlenangaben für den Bereich der posttraumatisch ambulant im Gipsverband entstandenen Venenthrombosen wurden die im Rahmen der eigenen Untersuchung entstandenen Behandlungskosten im ersten Jahr nach Auftreten der tiefen Beinvenenthrombosen berechnet (s.u.). Die tatsächlichen Kosten für die Behandlung der Langzeitfolgen der aufgetretenen tiefen Beinvenenthrombosen sind allerdings bisher nicht bekannt.

4.1.5 Niedermolekulares Heparin zur ambulanten Thromboseprophylaxe

Unter der von uns verwendeten Dosis eines niedermolekularen Heparins traten bei insgesamt 176 Patienten keine tiefen Beinvenenthrombosen auf. Durch die gewählte Form der medikamentösen Thromboseprophylaxe konnte somit die Gesamtthrombosehäufigkeit von 4,3% (Unterschenkelgips 3,6%, Oberschenkeltutor 8,3%) auf 0% signifikant ($p < 0{,}006$) gesenkt werden.

Dies Ergebnis bestätigt die Resultate einer anderen Arbeit zur Thromboseprophylaxe mit niedermolekularem Heparin bei ambulanten Patienten [Kujath et al. 1992, Spannagel und Kujath 1993]. Allerdings wurden in diesem Patientenkollektiv mit Liegegipsbehandlung trotz medikamentöser Thromboseprophylaxe mit einem anderen niedermolekularen Heparin bei Band- und

Weichteilverletzungen noch 2,3% und bei Frakturen noch 10,3% Thrombosen nachgewiesen. Das Gesamtthromboserisiko konnte aber ebenfalls von 16,5% in der Gruppe ohne Prophylaxe auf 4,8% in der Gruppe mit Prophylaxe signifikant (2p<0,01) gesenkt werden. Als mögliche Gründe für die im Vergleich mit diesen Zahlen deutlich niedrigeren Thromboseraten in der eigenen Studie kommen 1. der weitgehende Ausschluß aller Patienten mit einem deutlich erhöhten Thromboserisiko, 2. eine bessere Wirksamkeit des verwendeten niedermolekularen Heparins und 3. die konsequente Nutzung aller Mobilisationsmöglichkeiten in der modernen Unfallchirurgie in Frage. So wurden von uns generell alle ausgedehnteren knöchernen Verletzungen der Sprunggelenke (so auch Weber A- und B-Frakturen) primär operativ versorgt und frühmobilisiert, ohne daß eine längere präoperative Gipsimmobilisation durchgeführt wurde. Ebenso wurden Sprunggelenksdistorsionen und bis zweitgradige Außenbandrupturen des oberen Sprunggelenkes nach kürzestmöglicher Gipsruhigstellung mit abnehmbaren Kunststoffschienen funktionell weiterbehandelt.

Zusammenfassend ergibt die Übersicht aller bisher prospektiv durchgeführten Untersuchungen zur medikamentösen ambulanten Thromboseprophylaxe unter Verwendung niedermolekularer Heparine (Tab. 17) im Vergleich zu der Gruppe ohne Prophylaxe eine deutliche Senkung der Thromboseinzidenz von 6,2% auf 2%. Dennoch verbleibt insgesamt trotz medikamentöser Prophylaxe noch ein Restrisiko für das Auftreten tiefer Beinvenenthrombosen von 2%, d. h. daß die rein medikamentöse Prophylaxe das Thromboserisiko bisher nur um etwa zwei Drittel senken kann. Ob diese „prophylaxeresistenten" Thrombosen durch individuelle Hoch-Risiko-Konstellationen oder durch nicht ausreichende Wirksamkeit der verwendeten niedermolekularen Heparine für die posttraumatisch entstandenen tiefen Beinvenenthrombosen verursacht werden, sollte weiter untersucht werden. Aus diesen Zahlen ist weiterhin zu folgern, daß es trotz der nachgewiesenen Effektivität der medikamentösen Thromboseprophylaxe bei ambulanten Patienten ebenso wie im stationären Bereich auch heutzutage noch keinen 100%igen Schutz vor dem Auftreten von Thrombosen und folglich auch vor

Tabelle 17. Schätzung des Lungenembolierisikos anhand der Thromboseraten aus prospektiven Studien bei ambulant im Gipsverband immobilisierten Unfallverletzten

Verletzungen n	Inzidenz tödl. LE *mit* NMH (%)	Inzidenz tödl. LE *ohne* NMH (%)	Risiko tödl. LE der Bevölkerung
Weichteile 554	<0,008	<0,037	0,02–0,1
Frakturen 149	0,5–3,6	1,8–12,7	0,02–0,1
Gesamt 703	<0,02	<0,062	0,02–0,1
Risikoerhöhung im Vergleich zur Bevölkerung	0,4fach bis 180fach	1,9fach bis 635fach	

der Komplikation der tödlichen Lungenembolie gibt. Andererseits muß bei der Gesamtbeurteilung des Nutzens der ambulanten medikamentösen Thromboseprophylaxe mit niedermolekularem Heparin auch die potentielle Gefährdung der Patienten durch die seltene, aber in ihrer Schwere durchaus mit der tödlichen Lungenembolie vergleichbare Typ-II-Thrombozytopenie (s.u.) berücksichtigt werden.

4.1.6
Patienten-Compliance und Nebenwirkungen bei der medikamentösen Prophylaxe

Im Rahmen der klinischen Studie zur ambulanten Thromboseprophylaxe wurde von der Mehrzahl der Patienten (91%) das niedermolekulare Heparin in Fertigspritzen selbstinjiziert oder von anderen, nichtmedizinischen Hilfspersonen subkutan appliziert [Kock et al. 1994]. Die gute Zuverlässigkeit der Patienten bei der Durchführung der medikamentösen ambulanten Thromboseprophylaxe im Rahmen der eigenen Untersuchung deckt sich weitgehend mit dem Ergebnissen anderer Untersucher, die über Selbstinjektionsraten von 70–90% bei ihren Patienten berichteten [Harenberg et al. 1987, Haas und Biegholdt 1989, Zagrodnik und Kaufner 1990, Kujath et al. 1992]. Die wichtigste Voraussetzung für die Durchführung der ambulanten Thromboseprophylaxe mit niedermolekularem Heparin durch Selbstinjektion ist allerdings ein zuverlässiger und kooperativer Patient [Bruhn 1993]. Bei der Einweisung in die optimale Injektionstechnik durch den Arzt sollte sich dieser stets von den Gegebenheiten überzeugen bzw. bei mangelnder Kooperationsfähigkeit Alternativen in der Prophylaxedurchführung aufzeigen. Über das Aufklärungsgespräch zum Nutzen und Risiko der medikamentösen Thromboseprophylaxe und über die Akzeptanz von Seiten des Patienten sollte stets ein Vermerk im Krankenblatt gemacht werden. Spezielle Formblätter und Merkzettel wurden zu diesem Zweck entworfen und haben sich bewährt [s. Anhang, Eingartner et al. 1995].

Die bisherigen Erfahrungen im Rahmen von klinischen Studien mit der ambulanten Thromboseprophylaxe unter Verwendung niedermolekularer Heparine lassen ernsthafte Nebenwirkungen wie Blutungen, Allergien oder Thrombozytopenien vermissen [Haas und Haas 1993]. Auch im eigenen Kollektiv fanden sich nur geringe, stets reversible Komplikationen. Die seltene Komplikation der Heparin-assoziierten Thrombozytopenie, die auch bei Applikation von niedermolekularem Heparin beobachtet wurde [Mohr et al. 1991, Eichinger et al. 1991], muß jedoch prinzipiell bedacht und durch engmaschige Kontrolle der Thrombozytenzahlen kontrolliert werden [Greinacher 1997]. Von der deutschen Arzneimittelkommission der Ärzteschaft wurden wegen des potentiell mit der Heparinapplikation verbundenen Risikos der Thrombozytopenie (vor allem vom gefährlichen Typ II) sehr engmaschige Kontrollen des Blutbildes zur Erkennung einer Thrombozytopenie empfohlen, und von den Herstellern sind entsprechende Hinweise in die Medikamenten-Fachinformation aufgenommen worden [Arzneimittelkommission 1994 a, b]. Eine exakte Nutzen-Risiko-Abwägung der ambulanten Thromboseprophylaxe bei Gipsimmobilisation durch den unmittelbaren Vergleich der Wahrscheinlichkeit des Auftretens einer tödlichen Lungenembolie mit der

Wahrscheinlichkeit des Auftretens einer tödlich verlaufenden Typ II-Thrombozytopenie („white clot syndrome") unter der Gabe der jeweils verwendeten niedermolekularen Heparine ist bisher nicht möglich. Hierzu fehlen bisher ausreichende prospektive Zahlenangaben zur Risikoabschätzung dieser wahrscheinlich sehr seltenen Komplikation bei der prophylaktischen Anwendung der verschiedenen niedermolekularen Heparine. So zeigt eine prospektive Vergleichsstudie von konventionellem Heparin und einem niedermolekularen Heparin, daß in der Gruppe von 333 Patienten mit Applikation von niedermolekularem Heparin keine Thrombozytopenien auftraten. In einer Vergleichsgruppe von 387 Patienten ohne Heparinapplikation fanden sich außerdem Antikörper gegen niedermolekulares Heparin 3,5mal seltener als Antikörper gegen konventionelles Heparin [Warkentin et al. 1995]. Somit stehen wahrscheinlich dem geringen Nebenwirkungsrisiko einer medikamentösen Thromboseprophylaxe mit niedermolekularem Heparin in der Kontrollgruppe ohne medikamentöse Thromboseprophylaxe wesentlich mehr Patienten mit tiefen Beinvenenthrombosen und einem dadurch erhöhten Risiko des Auftretens einer tödlichen Lungenembolie (s. o.) gegenüber.

4.1.7 Kosten-Nutzen-Analyse der ambulanten Thromboseprophylaxe

Im internationalen Vergleich existieren große Schwankungen in den Angaben über die medizinischen Kosten für die Diagnostik, Therapie und Prophylaxe tiefer Beinvenenthrombosen. Vor allem in den westlichen Ländern wird dadurch ein Vergleich nationaler Kosten-Nutzen-Rechnungen nahezu unmöglich. Darüber hinaus werden die dynamischen Kostenentwicklungen innerhalb einzelner Gesundheitssysteme über längerere Zeiträume und die internationalen Schwankungen der Währungskurse zu weiteren Hindernissen der internationalen Vergleichbarkeit von Kosten-Nutzen-Analysen. Auch werden vor allem in der chirurgischen Fachliteratur die unterschiedlichen Methoden ökonomischer Analysen (Kosten-Effektivitäts-Analysen, Kosten-Nutzwert-Analysen und Kosten-Nutzen-Analysen) häufig unsachgemäß verwendet [Udvarhelyi et al. 1992]. Infolge der fehlenden Vergleichbarkeit vieler Angaben muß daher stets daran erinnert werden, daß für eine valide Kosten-Nutzen-Analyse im ersten Schritt die Zusammensetzung der Gesamtkosten erkennbar werden muß, um dann ein nachvollziehbares Ergebnis liefern zu können [Lefering und Neugebauer 1994].

Für die Kosten-Nutzen-Analyse einer ambulanten Thromboseprophylaxe mit niedermolekularem Heparin stehen bisher keine Vergleichsangaben zur Verfügung, die die genannten Qualitäts-Kriterien erfüllen. Die international für den stationären Bereich in der Chirurgie vorliegenden Berechnungen zu den Kosten und dem ökonomischen Nutzen der medikamentösen Thromboseprophylaxe basieren zumeist auf älteren Angaben aus den schwedischen, kanadischen oder britischen Gesundheitssystemen [Bergqvist und Mäntzsch 1993, Colditz 1994]. Die speziellen Gegebenheiten der Kostenstrukturen des deutschen Gesundheitssystems werden in diesen Untersuchungen daher nicht berücksichtigt. Die international akzeptierte Annahme, daß der Nutzen einer medikamentösen Thromboseprophylaxe erst ab einer Thromboseinzidenz von

10% im Vergleich mit den Kosten überwiegt [Bergqvist und Mäntzsch 1993], kann daher für das deutsche Gesundheitswesen so nicht übernommen werden.

In der eigenen Untersuchung wurden alle aufgetretenen tiefen Beinvenenthrombosen nach angiologischen Richtlinien konsequent behandelt [Kock et al. 1993]. Alle Patienten wurden für mehrere Monate mit Antikoagulantien behandelt und mit Kompressionsstrümpfen versorgt. Ein Patient mit frei flottierendem Oberschenkelvenenthrombus wurde thrombektomiert und erhielt ebenso wie zwei weitere Patienten aufgrund der Thrombose zunächst eine Zeitrente nach Arbeitsunfall (s. Tab. 13). Schwerwiegendere Komplikationen der Thrombosebehandlung, wie das Auftreten von Lungenembolien oder postthrombotische Schäden, konnten im Rahmen der Studie bisher nicht festgestellt werden, sind jedoch erst langfristig mit Sicherheit auszuschließen [Müller-Färber 1988, Aitken et al. 1987, Widmer et al. 1994].

Die eigenen Kosten-Nutzen-Berechnungen (s. Abb. 14) zeigen, daß je nach gewähltem Modell der Prophylaxe-Bedingungen und der Modalitäten der Thrombosebehandlung bereits bei ausschließlicher Berücksichtigung der Kosten im ersten Jahr ab einer Thromboseinzidenz von etwa 2% der ökonomische Nutzen der Prophylaxe über den Kosten liegen kann. Allerdings beeinhalten auch diese Berechnungen zahlreiche Variablen (Komplikationsmöglichkeiten der Prophylaxe und Thrombose-Therapie, örtliche Besonderheiten mit variablen Kosten für Fahrten oder stationäre Behandlungen, Preisschwankungen für die erbrachten Leistungen, noch unerkannte Langzeitfolgen und zukünftige Kostenentwicklungen), die eine Überprüfung der tatsächlichen Kosten auch außerhalb von Studienbedingungen sinnvoll erscheinen lassen. Somit kann durch die medikamentöse Thromboseprophylaxe bei Gipsimmobilisation im ambulanten Bereich auch bei Patienten mit niedrigem und mittlerem Thromboserisiko unter dem Kostengesichtspunkt ein ökonomischer Nutzen bewirkt werden. Allerdings erhöht die medikamentöse Prophylaxe mit niedermolekularem Heparin die anfallenden Gesamtkosten der Gipsbehandlung etwa um den Faktor 8–10. Diese Kostensteigerung kann für das Verordnungsbudget des erstbehandelnden Arztes, der von der erzielten Einsparungen bei den Behandlungskosten der durch die Prophylaxe verhinderten Thrombose-Kosten nicht unmittelbar betroffen ist, eine erhebliche Belastung darstellen. Darüber hinaus fallen die durch die Prophylaxe erzielten „Einsparungen" an Thrombosen beim behandelnden Arzt selbst nicht auf, da diese Einsparungen für die stationäre Thrombosebehandlung erst in den Gesamtbudgets der Kranken- und Rentenversicherungen zu erwarten sind.

4.2 Gültigkeit der experimentellen Ergebnisse

In der Diskussion um die Entstehung tiefer Beinvenenthrombosen wurde von unfallchirurgischer Seite häufig die venöse Stase im Gipsverband als ein Hauptargument für das erhöhte Thromboserisiko durch Immobilisation nach Unfällen angeführt [Spieler 1973, Feldkamp 1981, Pick et al. 1982]. Da sich bei der Durchsicht der wissenschaftlichen Literatur seit der Erfindung des Gipsverbandes keine exakten Untersuchungen zum venösen Rückstrom im

Gipsverband finden ließen, wurden zur Klärung des Zusammenhanges zwischen Gipsimmobilisation und venöser Stase zunächst einige grundlegende experimentelle Untersuchungen an venengesunden Probanden (s.o.) durchgeführt. Hinzu kamen die Langzeitergebnisse aus den im Rahmen der klinischen Studie durchgeführten venenverschlußplethysmographischen Funktionsuntersuchungen der tiefen Beinvenen, die allerdings ursprünglich als Ergänzung der sonographischen Thrombosediagnostik geplant waren.

4.2.1 Gipsimmobilisation und Beinvenensystem

Über die Veränderungen der physiologischen Gegebenheiten an den Weichteilen nach Gipsanlage fanden sich bei der Durchsicht der wissenschaftlichen Arbeiten keine objektiven Daten. Die eigenen Untersuchungen an venengesunden Probanden ergaben, daß es bei der Gipsanlage etwa für die Dauer 1 Stunde zu einer vorübergehenden Temperatursteigerung an der Hautoberfläche im Gipsverband kam. Bei fehlender posttraumatischer Gewebeschwellung traten hingegen während der ersten 24 Stunden nach Gipsanlage keine signifikanten Druckerhöhungen zwischen den Weichteilen und den stets zirkulär angelegten Gipsverbänden auf.

Dennoch stiegen die Venendruckwerte sowohl im Unterschenkelgipsverband als auch im Oberschenkeltutor in den ersten 24 Stunden nach Gipsanlage zum Teil deutlich an, wobei die gleichzeitig am entspannt liegenden Probanden durchgeführten Bestimmungen der Venendurchmesser auch eine meßbare Venendilatation ergaben. An stehenden Probanden mit Oberschenkeltutoren ließ sich keine Venendilatation nachweisen, was durch die nicht ausreichend entspannte Beinmuskulatur und/oder eine reflektorische Tonisierung der Beinvenen infolge des vermehrten hydrostatischen Druckes im Stehen erklärt werden kann.

Obwohl die genauen Ursachen für die nachgewiesene Steigerung des Venendruckes und die Zunahme der Venendurchmesser im Unterschenkelgipsverband bisher nicht weiter untersucht wurden, kommen für die Erklärung dieser Veränderungen mehrere Hypothesen in Frage. Zum einen ist eine direkte, neuro-reflektorische Vasodilatation durch die nachgewiesene Wärmeentwicklung an der Hautoberfläche im Gipsverband denkbar [Marshall 1987, Rudofsky 1988]. Zum anderen wäre auch unabhängig hiervon eine indirekte Venendilatation durch Abnahme des Muskeltonus in den funktionellen Kompartments vor allem des Unterschenkels bzw. durch eine Volumenzunahme in den Venen durch vermehrten Einstrom oder verminderten Abstrom denkbar. Trotz dieser bisher in den peripheren Beinvenen nach Gipsanlage nicht näher untersuchten Zusammenhänge spricht die jetzt gemessene Abnahme des Venenflusses nach Unterschenkelgipsanlage (Verminderung des Venenflusses am 10% in der V. poplitea) dafür, daß es durch die Gipsanlage nicht nur zu einer funktionellen Beeinträchtigung des Rückflusses aus den Beinvenen, sondern darüber hinaus auch zu einer (wenn auch geringen) Verminderung des Blutflusses in den Unterschenkelvenen kommt. Die gemessene Zunahme der Venendurchmesser im Unterschenkelgipsverband wären demnach nicht als Folge eines vermehrten Einstromes sondern entweder als Folge eines verminderten Abstromes und/oder eines verminderten Venentonus zu werten. Allerdings waren diese Veränderungen bei der geringen Anzahl der von uns untersuchten Probanden statistisch nicht signifikant und sollten daher weiter experimentell überprüft werden.

Im Rahmen der experimentell jetzt vorgenommenen Immobilisation im zirkulären Unterschenkelgipsverband wurden sowohl das obere als auch das untere Sprunggelenk bis auf eine unwesentliche Restbeweglichkeit ausgeschaltet. Damit entfiel die Funktion der beiden für den venösen Rückstrom des Beines bedeutendsten Förderpumpen, der Sprunggelenkspumpe [Staubesand et al. 1993] und der distalen Wadenmuskelpumpe [Rosfors 1991]. Die funktionelle Einschränkung dieser Pumpen durch die Unterschenkelgipsimmobilisation in den eigenen Untersuchungen an Probanden betrug immerhin 18% der venösen Gesamtförderleistung bei standardisierten Untersuchungen mit und ohne Unterschenkelgipsverband.

Hingegen resultierte bei der experimentellen Immobilisation im Oberschenkeltutor überraschenderweise eine funktionelle Einschränkung der venösen Förderleistung von Sprunggelenkspumpe und Wadenmuskelpumpe von nur 3%. Dies Ergebnis verwundert zunächst, da allgemein zu Unrecht angenommen wird, daß im Oberschenkeltutor die zweigelenkige Wadenmuskelpumpe stärker als im Unterschenkelgips ausgeschaltet wird. Das aktuelle Ergebnis bestätigt jedoch früherere Untersuchungen, in denen gezeigt werden konnte, daß für die Förderung des venösen Rückstroms der obere (im Tutor ausgeschaltete) Anteil der Wadenmuskulatur unbedeutender ist als der untere [Almén und Nylander 1975, Rosfors 1991, Gardner und Fox 1993]. Allerdings muß in diesem Zusammenhang betont werden, daß die an venengesunden und unverletzten Probanden erzielten funktionellen Ergebnisse nicht mit Ergebnissen an Unfallverletzten verglichen werden können, sondern als Referenzwerte für weitere Untersuchungen dienen sollen.

Die zusammenfassende Bewertung dieser experimentellen Resultate sprechen für das Auftreten einer durch die Gipsanlage verursachten venösen Stase in den ersten 24 Stunden und darüber hinaus für eine anhaltende Einschränkung der venösen Pumpmechanismen für die Dauer der Gipsimmobilisation. Ob das Ausmaß dieser jetzt erstmals nachgewiesenen Veränderungen des Beinvenensystems als alleinige Ursache für die Thromboseentstehung bewertet werden kann, darf aufgrund allgemeiner Vorstellungen zur Thrombogenese (s.o.) eher bezweifelt werden. Dennoch wird in neueren Untersuchungen eine postoperativ bei Gipsimmobilisation beobachtete Stase ähnlichen Ausmaßes bei Unterschenkel- und Oberschenkelimmobilisation als Mitvoraussetzung für die Thrombusinduktion bewertet [Bonnaire et al. 1995]. Bei unfallverletzten Patienten mit Gipsimmobilisation sollten derartige Veränderungen des Venensystems daher weiter untersucht werden. Die funktionellen Untersuchungen des Venensystems der im Gipsverband immobilisierten Patienten im Rahmen der eigenen klinischen Studie ergaben allerdings bisher keine Hinweise für Langzeitschäden durch die Immobilisation.

4.2.2 Förderung des venösen Rückstroms im Liegegips

Im Hinblick auf den möglichen Einfluß der Stase auf die Thromboseentstehung im Gipsverband bestätigen die bisherigen Untersuchungen neben der anzunehmenden posttraumatischen Minderung des venösen Blutstroms durch Hämatom- und Ödembildung vor allem die Ausschaltung der Sprunggelenks- und Wadenmuskelpumpen durch die Gipsimmobilisation (s.o.). Zur Förderung des venösen Rückstroms im Rahmen einer physikalischen Thromboseprophylaxe kommen einerseits mechanische Methoden, die eine aktive intermittierende Kompression der Venen ausüben (z. B. elektrische Wadenmuskelstimulation, Bettfahrrad, mechanische Sprunggelenksbewegungsschiene, intermittierende pneumatische Wadenmuskelkompression) und andererseits mechanische Methoden, die eine anhaltende Steigerung der Geschwindigkeit des venösen Blutflußes bewirken (z. B. Beinhochlagerung, elastische Kompressionsstrümpfe) in Frage [Browse et al. 1974, Mühe 1980]. Für die Anwendung im Gipsverband sind diese Verfahren jedoch überwiegend ungeeignet, da sie entweder eine Beweglichkeit der Sprunggelenke oder aber eine Komprimierbarkeit der Wadenmuskulatur voraussetzen. Weitere Möglichkeiten zur Förderung des venösen Rückstroms sind die Steigerung des kardialen Schlagvolumens durch Mobilisation des Patienten und eine Nutzung der durch die Atmung stimulierten Pumpmechanismen des Zwerchfells und der Ventilebene [Bernhard und Gruber 1976]. Diese Mechanismen sind zwar prinzipiell bei Frühmobilisation von Patienten im Gipsverband einsetzbar, jedoch reichen sie ebenso wie die Hochlagerung und das aktive Bewegen der Zehen im Gipsverband zur alleinigen Thromboseprophylaxe wahrscheinlich nicht aus und erfordern darüber hinaus eine gute Mitarbeit des Patienten. Somit sind sowohl die Beinhochlagerung im Gipsverband, intensive Atemübungen, das aktive Bewegen der Zehen und die Frühmobilisation unter Belastung im Gehgipsverband zwar als sinnvolle Maßnahmen zur Verminderung der venösen Stase im Gipsverband zu bewerten, reichen jedoch zur alleinigen Thromboseprophylaxe bei Unfallverletzten möglicherweise nicht aus. Zumindest liegen bisher zur Beurteilung dieser Formen der physikalischen Thromboseprophylaxe bei ambulanten Patienten mit niedrigem und mittlerem Thromboserisiko keine wissenschaftlichen Untersuchungen vor.

Nach den heute noch gültigen Vorstellungen zur Wirksamkeit einer physikalischen Thromboseprophylaxe käme es auch bei der Gipsimmobilisation darauf an, daß durch die physikalische Prophylaxe 1. eine hohe basale venöse Strömungsgeschwindigkeit und 2. eine möglichst abrupte, ja „explosionsartige" Beschleunigung der venösen Strömungsgeschwindigkeit erzielt wird. Hierdurch werden die an den Stellen der langsamsten Strömungsgeschwindigkeit (in der Tiefe der Venenklappentaschen oder im toten Strömungswinkel von Zuflüssen) entstandenen Thrombozyten-Mikro-Aggregate abgeschleudert, ehe sie durch Einlagerung von Fibrin wandständig haften und zu echten Thromben auswachsen [Mühe 1977, 1980]. Erst kürzlich wurde ein neuartiges pneumatisches Pumpsystem zur Entleerung des plantaren Venenplexus entwickelt, das eine deutliche Förderung des venösen Rückflusses in den tiefen Beinvenen auch bei Anwendung im Gipsverband unter Erfüllung dieser Anforderungen bewirkt [Gardner und Fox 1993]. Im Unterschied zu anderen Pumpsystemen zur physikalischen Thromboseprophylaxe wird das sog. AV-Impulssystem nur in der Mitte des Fußes angebracht und kann daher gerade auch bei Patienten mit Extremitätenverletzungen und mit Gipsimmobilisation eingesetzt werden. Der kurzzeitige und intermittierende Impuls (<0,4 s alle 20 s) ahmt die normale Kompression des plantaren Venenplexus beim Gehen nach. Zusätzlich kann noch der angegebene Kompressionsdruck je nach Anwendungszweck, Zielsetzung und Akzeptanz des Patienten entweder auf 90 mmHg reduziert, bzw. auf 170 mm Hg erhöht werden. Als Wirkmechanismen auf das Gewebe wurden neben der Steigerung des venösen Abstroms mit einem Pumpvolumen von etwa 20–30 ml pro Aktion eine allgemein durchblutungssteigernde und abschwellende Wirkung des Systems zum einen durch Verbesserung des arteriovenösen Druckgradienten und/oder durch eine vasodilatierende Wirkung in Folge einer Freisetzung von Stickstoff-Oxid (früher: EDRF) nachgewiesen [Gardner und Fox 1993]. Allerdings lagen bisher noch keine Arbeiten über die Anwendung des AV-Impulssystems im Gipsverband vor.

In der eigenen präklinischen Untersuchung wurde daher zunächst der Einfluß dieses Systems auf den poplitealen und femoralen venösen Rückfluß mittels der kalibrierten Duplexsonographie an venengesunden Probanden mit Immobilisation im Unterschenkelliegegips untersucht. Meßgrößen waren die venöse Flußgeschwindigkeit und das venöse Flußvolumen vor und nach Gipsanlage und unter Aktivierung des AV-Impulssystems im Gipsverband. Bei diesen Messungen betrug der venöse Ruhefluß aus dem gesamten Bein beim venengesunden Probanden ca. 534 ml pro Minute. Durch Anlegen des Unterschenkelgipsverbandes kam es zu einer geringen Abnahme dieses Minutenvolumens auf 480 ml pro Minute. Durch Einsatz des AV-Impulssystems wurde die Flußgeschwindigkeit im Unterschenkelliegegips signifikant auf das 12,4fache des Ruheflußes in der V. poplitea und um das 1,8fache in der V. femoralis gesteigert. Das Flußvolumen in der V. poplitea stieg signifikant gegenüber dem Ruhevolumen auf das 3,2fache und in der V. femoralis um das 1,6fache an. Diese Ergebnisse lassen einen Einsatz des AV-Impulsgerätes zur physikalischen Thromboseprophylaxe bei unfallchirurgischen und orthopädischen Risikopatienten mit Immobilisation im Liegegips zunächst im Rahmen klinischer Studien sinnvoll erscheinen, da durch die Anwendung dieses Systems im Liegegips eine erhebliche Steigerung des venösen Rückflußes in einer Größenordnung wie beim schnellen Gehen erzielt werden kann [Bulitta et al. 1996].

Die möglichen Probleme einer rein physikalischen Thromboseprophylaxe mit dem AV-Impulssystem sind allerdings neben den Anschaffungskosten für das Gerät der vor Beginn und unter der Prophylaxe erforderliche Ausschluß einer tiefen Beinvenenthrombose, da es sonst unter der erhöhten Strömungsgeschwindigkeit möglicherweise zu vermehrten Lungenembolien kommen könnte. Allerdings wurden derartige Komplikationen bei den bisherigen klinischen Anwendungen im Hochrisikobereich der Hüftgelenks- und Knieprothesenchirurgie nicht berichtet [Fordyce und Ling 1992, Stranks et al. 1992, Bradley et al. 1993, Santori et al. 1994]. Hingegen konnte in diesen Studien selbst im Hochrisikobereich der Unfallchirurgie und Orthopädie eine signifikante Senkung der postoperativen Thromboseraten von 40% auf 10,2% unter Anwendung des AV-Impulssystems nachgewiesen werden.

4.3 Praktische Umsetzung der Ergebnisse

Durch die Diskussion um die ambulante Thromboseprophylaxe ist das seit mehr als 100 Jahren bekannte Problem der Verknüpfung thrombogener Faktoren durch Trauma, Immobilisation und Operation mit individuellen Risikofaktoren erneut in den Mittelpunkt des allgemeinen Interesses gerückt worden [Schmit-Neuerburg 1991]. Aus der eigenen klinischen Untersuchung resultierte in erster Linie eine verstärkte kritische Haltung zur Notwendigkeit der Gipsimmobilisation bei jedem einzelnen Patienten, der die Klinik als ambulanter Patient mit einer sog. Bagatellverletzung verlassen kann. Aus dieser Erkenntnis ergab sich eine deutliche Abnahme der Anzahl in der eigenen Klinik angelegten Gipsverbände parallel zur Durchführung der wissenschaftlichen Studie (Tab. 18). Auch allgemein hat sich unter Chirurgen und Orthopäden das Bewußtsein um die häufig unnötige zusätzliche Thrombosegefährdung des Patienten durch eine „Über-Immobilisation" im Gipsverband durchgesetzt. Dennoch bleibt der Gipsverband in vielen Fällen ein bewährtes, einfaches und effektives Behandlungsverfahren zur konservativen Therapie in der Unfallchirurgie und Orthopädie. Viele der noch vor wenigen Jahrzehnten üblichen Indikationen zur konservativen Therapie durch Gipsimmobilisation werden dank der Fortschritte der Osteosynthese heute funktionell behandelt. So sind die früher gefürchteten Folgen der „Frakturkrankheit" und der schicksalshaften Verläufe nach posttraumatischer Thromboembolie mit tödlichem Ausgang heute glücklicherweise insgesamt seltener geworden.

Allerdings zeigt sich am Beispiel der Thromboseprophylaxe ein fast paradoxes Phänomen der modernen Medizin in der Gesellschaft [Ulsenheimer 1994]. Während sich einerseits Dank des medizinischen Fortschritts und der Perfektionierung der Technik das Behandlungsrisiko für den Patienten zunehmend verringert hat, kommt es andererseits zu immer häufigeren Klagen, Ansprüchen und Strafverfahren gegen die Ärzteschaft. Dabei ist derjenige Arzt immer gut beraten, der den Patienten über die Vorteile und Nachteile der gewählten Behandlung aufklärt und dann gemeinsam mit dem Patienten das Heilverfahren wählt, das das geringste Risiko für den Patienten mit sich

Tabelle 18. Änderung der Häufigkeit ambulanter Gipsimmobilisationen im Zeitraum von 1989 bis 1994 in der Abteilung für Unfallchirurgie des Universitätsklinikum Essen

Jahr	Ambulante Patienten pro Monat (n)	Gesamtzahl ambulanter Gipsverbände (%)	Ambulante Unterschenkel-Gipsverbände (%)	Ambulante Oberschenkel-Tutoren (%)
1989	636	155 (24,4)	38 (5,9)	9 (1,4)
1994	756	138 (18,3)	24 (3,2)	3 (0,4)
	+19%	-11%	-37%	-67%

bringt. Dabei muß betont werden, daß für den jungen Patienten ohne einen einzigen Risikofaktor für die Enstehung einer Thrombose mit Ausnahme einer Unfallverletzung und Unterschenkelgipsimmobilisation in allen bisherigen Untersuchungen kein Thrombosenachweis geführt werden konnte [Gehling et al. 1994, Spannagel und Kujath 1993, Kock et al. 1995]. Somit ist für diese Patienten das Risiko einer Thromboseentstehung im Gipsverband bisher nicht genau bekannt und wahrscheinlich als äußerst gering anzusehen. Wahrscheinlich ist auch, daß das Risiko einer tödlichen Lungenembolie bei diesen Patienten nicht größer ist als das ebenfalls sehr geringe Risiko einer schweren Thrombozytopenie als Komplikation der Gabe von niedermolekularem Heparin. Eine Indikation zur medikamentösen Thromboseprophylaxe erscheint daher bei diesen Patienten weiterhin fraglich und sollte zur Suche nach alternativen Möglichkeiten zur Thromboseprophylaxe (z. B. durch geeignete physikalische Maßnahmen) Anlaß geben.

Im Falle einer Indikation zur Gipsimmobilisation erscheint hingegen als erster praktikabler Schritt zur Thromboseprophylaxe die Risikoabwägung mit Hilfe eines Fragebogens und die Patienteninformation über das Thromboserisiko mittels eines Merkzettels sinnvoll [Höntzsch und Weller 1994, Eingartner et al. 1995]. Ein modifizierter Fragebogen verdeutlicht dem Arzt und dem Patienten die konkrete individuelle Thrombosegefährdung und kann zur Dokumentation der Entscheidungsfindung für oder gegen die Durchführung einer ambulanten Thromboseprophylaxe dienen. Darüberhinaus weist der Bogen auch auf die Gefahren der medikamentösen Prophylaxe und die notwendigen Laborwertkontrollen hin, legt andererseits aber einen fiktiven Score zugrunde, der bisher nicht als gesichert gelten kann. Aus der eigenen praktischen Erfahrung aber wird ein so eingehend informierter und aufgeklärter Patient gemeinsam mit dem Arzt stets den für ihn persönlich akzeptabelsten Weg der Thromboseprophylaxe wählen. In jedem Fall sollte der Patient aber informiert werden, daß er bei zum Verletzungsschmerz neu hinzutretenden Schmerzen oder Schwellungen in den Weichteilen sich zur weiterführenden Ausschlußdiagnostik einer Thrombose bis hin zur Phlebographie beim behandelnden Arzt wieder vorstellen kann. Die aus der bisherigen Begutachtung von Streitfällen bekannten Verläufe lassen hier aus der Vergangenheit ein häufig unterentwickeltes ärztliches Problembewußtsein um das tatsächliche Risiko der Thromboembolie im Gipsverband vermuten [Carstensen 1993 a, b].

4.4 Weiterführende Untersuchungen

Vor dem Hintergrund des auffälligen „Restrisikos“ der lokalen Thromboseentstehung nach Unfallverletzungen trotz medikamentöser Thromboemboilieprophylaxe vor allem im stationären Hochrisikobereich der Unfallchirurgie scheinen weitere Untersuchungen im Rahmen einer Grundlagenforschung zur Entstehung dieser „prophylaxe-resistenten“ Thrombosen sinnvoll. Die konsequente Anwendung osteosynthetischer Verfahren mit funktioneller Nachbehandlung als Alternative zur Unterschenkelgipsimmobilisation muß vor allem unter dem ökonomischen Aspekt der Langzeitfolgen nach Venenschäden stärker forciert werden. Schließlich erscheint die Suche nach Alternativen zur ambulanten Thromboseprophylaxe, die noch kostengünstiger und sicherer als die bisherige Prophylaxe mit niedermolekularem Heparin sein sollten, erstrebenswert.

KAPITEL 5

Zusammenfassung

Die vorgelegte Arbeit beinhaltet aufeinander aufbauende klinische und experimentelle Untersuchungen zur Thromboseentstehung und Thromboseprophylaxe bei Immobilisation der unteren Extremität im Gipsverband.

Hauptzielgrößen der klinischen Untersuchung waren die Thromboseinzidenz bei ambulanten Patienten mit Immobilisation im Unterschenkelgips bzw. im Oberschenkeltutor, die konservativ behandelt wurden, und die Wirksamkeit einer medikamentösen Prophylaxe mit niedermolekularem Heparin zur Senkung des Thromboserisikos bei diesen Patienten. Weitere Untersuchungsziele der klinischen Studie waren die Sicherheit der Prophylaxe mit niedermolekularem Heparin, die Praktikabilität der ambulante Prophylaxe, das Kosten-Nutzen-Verhältnis der ambulanten Thromboseprophylaxe mit niedermolekularem Heparin und die Langzeitauswirkungen der Gipsimmobilisation auf die Funktion der Beinvenen.

Zielgrößen der experimentellen Untersuchungen an venengesunden Probanden mit Immobilisation der Beine im Oberschenkeltutor und im Unterschenkelgips waren der Venendruck und die Venendurchmesser nach Gipsimmobilisation als frühe Parameter einer venösen Stase und die Beeinflussung der Venenflußgeschwindigkeit sowie des venösen Flußvolumens durch die erstmalige quantitative Untersuchung der Effektivität eines neuartigen Pumpsystems zur Förderung des venösen Blutflußes im Gipsverband.

Im Rahmen der klinischen Studie wurden 339 Patienten prospektiv und randomisiert in eine Behandlungsgruppe mit Prophylaxe (n = 176) und eine Kontrollgruppe ohne Prophylaxe (n = 163) unterteilt. Vor und nach Gipsanlage wurden alle Patienten nichtinvasiv (klinische Untersuchung, B-Bild- und Duplexsonographie, Venenverschlußplethysmographie) auf das Vorliegen tiefer Beinvenenthrombosen untersucht. Alle verdächtigen Befunde wurden phlebographisch gesichert.

Für die experimentellen Untersuchungen wurden 29 venengesunde Probanden kurzfristig mit Unterschenkelgipsverbänden (n = 18) und Oberschenkeltutoren (n = 11) immobilisiert. Durch nicht-invasive (B-Scan- und Duplexsonographie, Venenverschlußplethysmographie) und invasive (Phebodynamometrie) angiologische Untersuchungsmethoden wurden die Funktionsparameter der Beinvenen im Gipsverband (n = 23) im Zeitverlauf über 24 Stunden erfaßt. Bei Probanden mit kurzfristiger Immobilisation (4 h) im Unterschenkelliegegips wurden die Temperatur- und Druckentwicklungen im Gipsverband sowie die Auswirkungen eines neuartigen pneumatischen Pumpsystems (AV-Impulssystem) auf den Venenfluß im Gipsverband gemessen.

In der klinischen Studie traten ausschließlich in der Gruppe ohne medikamentöse Prophylaxe (n = 163) bei 7 Patienten (4,3%) tiefe Beinvenenthrombosen auf. Im Vergleich zu der Gruppe mit niedermolekularem Heparin zur Thromboseprophylaxe (n = 176), in der keine Beinvenenthrombosen (0%) festgestellt wurden, war der Unterschied signifikant (p = 0,006). Eine weitere Aufschlüsselung der Thrombosehäufigkeit nach Verletzungsart und anderen potentiellen Risikofaktoren zeigte keinen schlüssigen Beweis eines Einflusses dieser Faktoren, vor allem angesichts der geringen Fallzahlen in den Untergruppen. Bei guter Patienten-Compliance traten keine ernsten Nebenwirkungen in der Prophylaxe-Gruppe auf. Die Kosten-Nutzen-Analyse ergab für verschiedene Kostenmodellrechnungen einen ökonomischen Nutzen der ambulanten Prophylaxe ab einer Thromboseinzidenz von 2%. Funktionelle Langzeitschäden am Beinvenensystem durch die Gipsimmobilisation wurden bei keinem der Patienten ohne Beinvenenthrombose festgestellt.

Bei den Probanden mit Gipsimmobilisation kam es sowohl im Unterschenkelgips als auch im Oberschenkeltutor zu einem Anstieg des Venendrucks nach Gipsanlage, der mit einem Anstieg der Hauttemperatur bei ansonsten weitgehend konstanten Druckverhältnissen im Gipsverband einherging. Bei den Probanden im Unterschenkelgips nahm der Durchmesser der V. poplitea als Hinweis für eine Venendilatation im Gipsverband zu, bei gleichzeitiger Abnahme des Venenflußvolumens um 10%. Durch den Einsatz eines neuartigen Pumpsystems („AV-Impulssystem") im Unterschenkelliegegips konnte der venöse Rückfluß in den tiefen Unterschenkelvenen bei unverletzten Probanden um das Mehrfache des Ruheflusses statistisch signifikant gesteigert werden.

Als Konsequenz für die Praxis folgt aus unseren Ergebnissen zur Thromboseentstehung im Gipsverband, daß die sorgfältige Eruierung des individuellen Thrombose-Risikos vor Anlage eines Gipsverbandes unverändert erforderlich ist. Wo therapeutisch möglich sollte auf weniger immobilisierende Behandlungsverfahren ausgewichen und die Alternative einer frühfunktionellen Behandlung durch konservative oder geeignete operative, übungsstabile Behandlungsverfahren bevorzugt werden. Die Empfehlung einer effektiven und sicheren, d. h. nebenwirkungsarmen, möglichst umfassend durchzuführenden ambulanten Thromboseprophylaxe mit niedermolekularem Heparin wird für Patienten mit Gipsimmobilisation der unteren Extremität durch die vorliegenden Ergebnisse bestärkt. Dennoch belegen die bisherigen Untersuchungen an ambulanten Kollektiven, daß es trotz konsequenter Durchführung einer medikamentösen Thromboseprophylaxe bisher keine sichere Methode gibt, das Auftreten tiefer Beinvenenthrombosen bei Gipsimmobilisation zu verhindern. Trotz neuer, effektiver Ansätze in der physikalischen Thromboseprophylaxe fehlen bisher wissenschaftliche Untersuchungen zum Beweis der Effektivität und Sicherheit dieser Maßnahmen bei ambulanten Patienten mit Gipsimmobilisation.

Schlußfolgerungen aus den bisherigen wissenschaftlichen Erkenntnissen zur ambulanten Thromboseprophylaxe:

1. Jeder Patient ist über sein individuelles Risikoprofil für die Thromboseentstehung bei Gipsanlage durch den Arzt aufzuklären und auf eine mögliche Risikominderung durch eine Thromboseprophylaxe hinzuweisen. Da-

bei müssen die Nebenwirkungen der medikamentösen Prophylaxe erwähnt werden.

2. Zur Erzielung einer effizienten Thromboembolie-Prophylaxe erscheint es sinnvoll, physikalische Maßnahmen mit einer medikamentösen Prophylaxe zu kombinieren.
3. Auf die typischen Warnzeichen einer tiefen Beinvenenthrombose sowie auf das Rest-Risiko einer Thromboembolie trotz Prophylaxe sollte jeder Patient mit Gipsimmobilisation hingewiesen werden.
4. Bei Durchführung einer medikamentösen Thromboseprophylaxe mit Heparinen sind die Thrombozytenzahlen vor Erstapplikation und während der ersten drei Wochen engmaschig zu kontrollieren. Eine Thrombozytopenie erfordert das sofortige Absetzen des Heparins, die Umstellung auf andere Antikoagulantien und die Einleitung einer Stufendiagnostik.
5. Der Arzt sollte in Kenntnis des möglichen Restthromboserisikos auch bei sachgemäß durchgeführter Prophylaxe bei jedem klinischen Verdacht auf eine tiefe Beinvenenthrombose diese durch eine objektive und dokumentationsfähige Methode (z. B. die Phlebographie) sichern.

KAPITEL 6

Literatur

Ahlberg A, Nylander G, Robertson B, Cronberg S, Nilson IM (1968) Dextran in prophylaxis of thrombosis in fractures of the hip. Acta Chir Scand [Suppl] 387: 83.
Ahlers J, Karnovsky V (1993) Empfehlungen zur ambulanten Thromboseprophylaxe. Chir Praxis 46: 51
Aitken RJ, Mills C, Immelman EJ (1987) The postphlebitic syndrome following shaft fractures of the leg. J Bone and Joint Surg 69-B: 775
Alexander House Group (1992) Consensus paper on venous leg ulcers. Phlebology 7: 48
Almén T, Nylander G (1962) Serial phlebography of the normal lower leg during muscular contraction and relaxation. Acta Radiol 57: 264
Anderson FA, Wheeler HB, Goldberg RJ, Hosmer DW, Patwardhan NA, Jovanovic B, Forcier A, Dalen JE (1991) A population-based perspective of the hospital incidence and case-fatality rates of deep vein thrombosis and pulmonary embolism. Arch Intern Med 151: 933
Arznei-Telegramm (1994) Thromboembolie-Prophylaxe: Auch bei niedrigem Risiko heparinisieren? Arznei-Telegramm 6
Arzneimittelkommission der Deutschen Ärzteschaft (1993) - Zerebrale Blutungen nach Gabe von Cumarin-Derivaten: Bewertung und Hinweise zur Therapie. Dt Ärztebl 90: C 531
Arzneimittelkommission der Deutschen Ärzteschaft (1994) - Unerwünschte Arzneimittelwirkung durch fraktionierte und unfraktionierte Heparine. Dt Ärztebl 91: A 1736
Arzneimittelkommission der Deutschen Ärzteschaft (1994 a) - Heparin-haltige Arzneimittel. Dt Ärztebl 91: A 1991
Arzneimittelkommission der Deutschen Ärzteschaft (1996) - Gestoden- und Desogestrel-haltige Arzneimittel. Dt. Ärztebl. 93: B-46
Alexander House Group (1992) Consensus paper on venous leg ulcers. Phlebology 7: 48
Barrowcliffe TW, Johnson EA, Duncan DP (1992) Low molecular weight heparin. John Wiley & Sons, Chichester New York
Barrowcliffe TW, Thomas DP (1994) Heparin and low molecular weight heparin. In: Bloom AL, Forbes ChD, Thomas DP, Tuddenham GD (Eds.) Haemostasis and Thrombosis. 3rd ed., Churchill Livingstone, Edinburgh London
Bauer G (1944) Thrombosis following leg injuries. Acta Chir Scand 90: 229
Bauer KH (1927) Frakturen und Luxationen. Springer, Berlin
Becker PS, Miller VT (1989) Heparin-induced thrombocytopenia - Progress review. Stroke 20: 1449
Bergqvist D (1983) Postoperative Thromboembolism - Frequency, Etiology, Prophylaxis. Springer, Berlin Heidelberg New York
Bergqvist A, Bergqvist D, Hedner U (1982) Oral contraceptives and venous thromboembolism. Br J Obstet Gynaecol 89: 381
Bergqvist D, Lindblad B (1994) Incidence of venous thromboembolism in medical and surgical patients. in: Bergqvist D, Comerota AJ, Nicolaides AN, Scurr JH (eds.) Prevention of venous thromboembolism. Med-Orion, London Los Angeles Nicosia
Bergqvist D, Mätzsch T (1993) Die Kosteneffektivität in der Prevention postoperativer Thromboembolien. Orthopäde 22: 140
Bergvall U, Hjelmstedt Ä (1968) Recanalisation of deep venous thrombosis of the lower leg and thigh. Acta Chir Scand 134: 219
Bernhard M, Gruber UF (1976) Wert der elektrischen Wadenstimulation zur Verhütung postoperativer tiefer Venenthrombosen in der allgemeinen Chirurgie. Med Welt 27: 1255
Biland L, Zemp E, Widmer LK (1987) Zur Epidemiologie der venösen Thromboembolie. Internist 28: 285
Bloom AL, Forbes ChD, Thomas DP, Tuddenham GD (1994) Hemostasis and Thrombosis. 3rd ed., Churchill Livingstone, Edinburgh London

Blum E (1964) Beeinflussung der Kallusbildung durch Antikoagulatien bei Frakturen mit thromboembolischen Komplikationen. Bruns Beitr klin Chir 208: 346
Böhler, L (1951) Die Technik der Knochenbruchbehandlung. 12.-13. Aufl. Bd. 1, Maudrich, Wien
Böhler, L (1957) Die Technik der Knochenbruchbehandlung. 12.-13. Aufl. Bd. 2.2, Maudrich, Wien
Bollinger A (1987) Zur Diagnose und Therapie des postthrombotischen Syndroms. Internist 28: 344
Bonnaire F, Brandt T, Raedecke J, Bonk A (1993) Mechanische Sprunggelenkpumpe zur Thromboseprophylaxe? Phlebol 22: 272
Bonnaire F, Brandt T, Raedecke J, Bonk A (1994) Mechanische Sprunggelenksbewegungsschiene zur physikalischen Thromboseprophylaxe? Unfallchirurg 97: 366
Bonnaire F, Brandt T, Raedecke J, Kuner EH (1995) Veränderungen der venösen Hämodynamik perioperativ und nach Ruhigstellung der unteren Extremität. Unfallchirurg 98: 166
Borgström S, Greitz T, van der Linden W, Molin J, Rudics I (1965) Anticoagulant prophylaxis of venous thrombosis in patients with fractured neck of the femur. Acta Chir Scand 129: 500
Bors E, Conrad CA, Massell TB (1954) Venous occlusion of the lower extremities in paraplegic patients. Surg Gynecol Obstet 99: 451
Börner M (1994) Zusammenfassung der Diskussionsbeiträge. in: Börner, M (Hrsg.) Thrombose-Prophylaxe in der Unfallchirurgie. Thieme, Stuttgart New York
Bradley JG, Krugener GH, Jager HJ (1993) The effectiveness of intermittent plantar venous compression in prevention of deep venous thrombosis after total hip replacement. J Arthroplasty 8: 57
Brass K, Sandritter W (1949) Statistische Untersuchungen an blanden Fernthrombosen, fulminanten und nicht tödlichen Lungenembolien am Sektionsgut der Jahre 1905-48. Frankfurter Zeitschr f Pathologie 61: 98
Breddin HK (1995) Zur Pathophysiologie und Pathogenese venöser Thromben - Wie entstehen postoperative Thrombosen? Akt Chir 30: 154
Breddin HK, Encke A (1995) Aktueller Stand der venösen Thromboembolieprophylaxe. Akt Chir 30: 102
Breyer H-G (1990) Thromboseprophylaxe bei ambulanten Patienten. Thrombosehäufigkeit, Risikofaktoren, klinische und apparative Diagnostik. Hefte Unfallheilkd 212: 660
Breyer HG (1994) Ambulante Thromboseprophylaxe - medizinische Aspekte. Hefte zu „Der Unfallchirurg" 241: 637
Breyer HG, Koppenhagen K, Mabiki M, Rahmanzadeh R (1984) Thromboserisiko durch Gipsimmobilisation und Operation an der unteren Extremität. Hefte Unfallheilkd 164: 423
Browse NL, Jackson BT, Mayo ME, Negus D (1974) The value of mechanical methods of preventing postoperative calf vein thrombosis. Br J Surg 61: 219
Bruhn HD (1993) Niedrig dosiertes Heparin. 7. Aufl., Schattauer, Stuttgart New York
Bruns P (1886) Die Lehre von den Knochenbrüchen. Enke, Stuttgart
Buchholz J, Knopp W, Reckert M (1995) Venöse Abflußstörungen nach offenem Unterschenkelbruch Grad II/III. Hefte zu „Der Unfallchirurg" 249: 449
Buff H (1980) 25 Jahre Erfahrung mit der Thromboseprophylaxe in der Unfallchirurgie. Swiss Med 2: 16
Bulitta C, Kock HJ, Hanke J, Rudofsky G, Sievers KW, Schmit-Neuerburg KP (1996) Förderung des venösen Rückstroms im Gipsverband durch das AV-Impulsgerät. Unfallchirurgie 22: 145
Buser P (1957) Grenzen der Thrombose- und Embolieprophylaxe. Schweiz med Wschr 87: 1020
Caprini JA, Traverso CI, Arcelus JI (1994) Intermittent pneumatic compression. in: Bergqvist D, Comerota AJ, Nicolaides AN, Scurr JH (eds.) Prevention of venous thromboembolism. Med-Orion, London Los Angeles Nicosia
Carstensen, G (1990) Forensische Bedeutung der nicht beachteten tiefen Beinvenenthrombose bei ambulanten Patienten. Hefte Unfallheilkd 212: 655
Carstensen, G (1993 a) Forensische Aspekte der tiefen Beinvenenthrombose. Orthopäde 22: 136
Carstensen, G (1993 b) Thrombose - Indiz für einen Behandlungsfehler? In: Hierholzer G, Kunze G, Peters D (Hrsg.) Gutachtenkolloquium 8. Springer, Berlin Heidelberg New York
Cazenave CR, Sievers KW, Kaude JV, Williams JL, Wringht PG (1989) Pulsatile flow index for qualitative measurements of blood flow with duplex ultrasound. Europ J Radiol 9: 42
Chylarecki C, Hierholzer G, Rudofsky G (1995) Physikalische Thromboseprophylaxe mit motorisierten Sprunggelenkbewegungsschienen. Unfallchirurgie 21: 137

Colditz GA (1994) Cost-effectiveness of prevention. In: Bergqvist D, Comerota AJ, Nicolaides AN, Scurr JH (eds.) Prevention of venous thromboembolism. Med-Orion, London Los Angeles Nicosia

Comerota AJ (1994) Operative venous dilatation and its relationship to postoperative deep vein thrombosis. In: Bergqvist D, Comerota AJ, Nicolaides AN, Scurr JH (eds.) Prevention of venous thromboembolism. Med-Orion, London Los Angeles Nicosia

Comerota AJ (1994 a) DVT: Diagnostic tests in the screening of asymptomatic patients. In: Bergqvist D, Comerota AJ, Nicolaides AN, Scurr JH (eds.) Prevention of venous thromboembolism. Med-Orion, London Los Angeles Nicosia

Comerota AJ, Stewart GJ, Alburger PhD, Smalley K, White JV (1989) Operative venodilation: A previously unsuspected factor in the cause of postoperative deep vein thrombosis. Surgery 106: 301

Cooke ED (1994) The current practice of prevention. in: Bergqvist D, Comerota AJ, Nicolaides AN, Scurr JH (eds.) Prevention of venous thromboembolism. Med-Orion, London Los Angeles Nicosia

Crandon J, Peel KR, Anderson JA, Thompson V, McNicol GP (1980) Postoperative deep vein thrombosis: indentifying high-risk patients. BMJ 280: 343

Cruickshank JM, Gorlin R, Jennett B (1988) Air travel and thrombotic episodes: The economy class syndrome. Lancet 387: 497

Culver D, Crawford JS, Gardiner JH, Wiley AM (1970) Venous thrombosis after fractures of the uper end of the femur. A study of incidence and site. J Bone Joint Surg 52-B: 61.

Danis R (1932) Technique de L'ostosynthse. Masson, Paris

Danner T, Bernett P (1990) Tiefe Beinvenenthrombose nach Knie- und Sprunggelenksverletzungen. Dtsch Z Sportmed 41 Suppl: 428

Denecke K (1929) Der Plantarschmerz als Frühsymptom einer beginnenden Thrombose der unteren Extremität. Münch med Wschr 46: 1912

Dick W (1960) Generelle oder gezielte Thromboseprophylaxe. Berl Med J 11: 14

Diebold J, Löhrs U (1990) Venous thrombosis and pulmonary embolism - a study of 5039 autopsies. Pathology Res and Pract 96: 1125

Ehringer H, Minar E (1987) Die Therapie der akuten Becken-Bein-Venenthrombose. Internist 28: 317

Eichinger S, Kyrle P, Brenner B, Wagner B, Kapiotis S, Lechner K, Korninger HC (1991) Thrombocytopenia associated with low-molecular weight heparin. Lancet 337: 1425

Eichlisberger R, Widmer MT, Frauchiger B, Widmer LK, Jäger K (1994) Zur Häufigkeit des postthrombotischen Syndroms. Wien med Wschr 144: 1992

Eingartner C, Höntzsch D, Lang E, Weller S (1995) Die selektive ambulante Thromboseprophylaxe - ein praktikabler Weg zwischen „immer" und „nie"? Akt Traumatol 25: 1

Eisele R, Kinzl L (1996) Ambulante Thromboseprophylaxe in der Nachbehandlung von Sportverletzungen. Dtsch. Z. f. Sportmedizin 47: 84

Eklof B (1994) The value of thrombectomy. In: Bergqvist D, Comerota AJ, Nicolaides AN, Scurr JH (eds.) Prevention of venous thromboembolism. Med-Orion, London Los Angeles Nicosia

Ellerbroek U, Varady Z (1978) Die Bedeutung der Wadenmuskelpumpe für den Venenblutabfluß aus den Beinen. Phlebol u. Proktol 7: 165

Encke A (1977) Pathophysiologie der Thrombose. Langenbecks Arch Chir 345: 323

Ernst St (1988) Historische Entwicklung der Thromboseprophylaxe. in: Weber U, Schöndorf Th (Hrsg.) Thrombose - Embolie. Thieme, Stuttgart New York

Feigl W, Schwarz N (1977) Häufigkeit von Beinvenenthrombosen und Lungenembolien im Obduktionsgut. In: Ehringer H (Hrsg.) Akute tiefe Becken- und Beinvenenthrombosen. Huber, Bern

Feldkamp G (1981) Spezielle Probleme der Thromboseprophylaxe in der Unfallchirurgie. Med Welt 43: 2580

Field J, Prothereo DL, Atkins RM (1994) Algodystrophy after colles fractures is associated with secondary tightness of casts. J Bone Joint Surg 76–B: 901

Fischer H, Holland HJ (1967) Die Thrombose der Plantarvenen und ihre Folgen. Med Welt 43: 2580

Fobbe F, Koppenhagen K (1995) Diagnostik der venösen Thrombose. Akt Chir 30: 201-209

Fordyce MJF, Ling RSM, (1992) A venous foot pump reduces thrombosis after total hip replacement. J Bone Joint Surg 74–B: 45

Freeark R, Boswick J, Fardin R (1967) Posttraumatic venous thrombosis. Arch Surg 95: 567

Galland F (1995) Risk of deep vein thrombosis. [pers. Mitteilung]

Gallus AS, Hirsh J, Tuttle R, Trebilcock R, O'Brien S, Caroll J, Minden J, Hudecki S (1973) Small subcutaneous doses of heparin in prevention of venous thrombosis. New Engl J Med 288: 545

Gardner AMN, Fox RH (1993) The return of blood to the heart. 2nd ed., John Libbey, London Paris Rome
Garfin SR, Mubarak SJ, Evans KL, Hargens AR, Akeson WH (1981) Quantification of intracompartmental pressure and volume under plaster casts. J Bone and Joint Surg 63-A: 449
Geerts WH, Code KI, Jay RM, Chen E, Szalai JP (1994) A prospective study of venous thromboembolism after major trauma. New Engl J Med 331: 1601
Gehling H, Leppek R, Künneke M, Gotzen L, Giannadakis K, Henkel J (1994) Ist eine Thromboembolieprophylaxe bei ambulanter und konservativer Therapie der fibularen Bandruptur des oberen Sprunggelenkes erforderlich? Unfallchirurg 97: 362
Geissendörfer R (1935) Thrombose und Embolie. Barth, Leipzig
Gibbons GH, Dzau VJ (1994) The emerging concept of vascular remodeling. N Engl J Med 330: 1431
Gjöres JE (1956) The incidence of venous thrombosis and its sequelae in certain districts of Sweden. Acta Chir Scand 90 Suppl: 206
Goldhaber SZ (1994) Epidemiology of pulmonary embolism and deep vein thrombosis. In: Bloom AL, Forbes CD, Thomas DP, Tuddenham EGD (Hrsg.) Haemostasis and Thrombosis. 3rd ed., Churchill Livingstone, Edinburgh London
Greenfield LJ (1994) Indications and efficacy of vena caval filters. in: Bergqvist D, Comerota AJ, Nicolaides AN, Scurr JH (eds.) Prevention of venous thromboembolism. Med-Orion, London Los Angeles Nicosia
Greinacher A (1997) Heparin-induzierte Thrombozytopenie. in: Hach-Wunderle V, Haas S (Hrsg.) Thromboembolie-Prophylaxe in der Inneren und operativen Medizin. Springer, Berlin Heidelberg: 93
Greinacher A, Mueller-Eckhardt C (1991a) Diagnostik der Heparin-assoziierten Thrombozytopenie. Dtsch med Wschr 116: 1479
Greinacher A, Mueller-Eckhardt C (1991b) Therapie der Heparin-assoziierten Thrombozytopenie. Dtsch med Wschr 116: 1483
Gruber UF (1980) Die medikamentöse Thromboseprophylaxe. Swiss Med. 2: 13
Gruber UF (1981) Apparative Methoden zur Thromboseprophylaxe. Med Welt 32: 1179
Haas S, Biegholdt M (1989) Ambulante Thromboembolieprophylaxe mit niedermolekularem Heparin. Hämostaseologie 9: 237
Haas S, Haas P (1992) Thromboembolieprophylaxe in der Unfallchirurgie und Orthopädie. Chirurg 63: 271
Haas S, Haas P (1993) Bemerkungen zur Pathophysiologie und Pathogenese der venösen Thrombose. Orthopäde 22: 94
Haas S (1996) Risikoabschätzung thromboembolischer Komplikationen bei chirurgischen Erkrankungen und Verletzungen. Akt. Chir. 31: 269
Haas S (1997) Thrombose in der Unfall- und Orthopädischen Chirurgie. Unfallchirurg 100: 307
Habscheid, W. (1991) Die bildgebende Sonographie in der Diagnostik der tiefen Beinvenenthrombose. In: Klüken, N (Hrsg.) Ergebnisse der Angiologie und Phlebologie 40. Schattauer, Stuttgart - New York
Hach W (1985) Phlebographie der Bein- und Beckenvenen. 3. Aufl., Schnetztor, Konstanz
Hach-Wunderle V (1995) Epidemiologie und Klinik der tiefen Bein- und Beckenvenenthrombose. In: Weber J, Loose DA (Hrsg.) Thrombose - Lungenembolie - Postthrombotisches Syndrom. Einhorn-Presse, Reinbek
Halpern AA, Nagel DA (1980) Anterior compartment pressures in patients with tibial fractures. J Trauma 20: 786
Hamilton HW, Crawford JS, Gardiner JH, Wiley AM (1970) Venous thrombosis in patients with fracture of the uper end of the femur. A phlebographic study of the effect of prophylactic anticoagulation. J Bone Joint Surg 52-B: 268
Harenberg J, Leber G, Augustin J, Raedsch R, Schwarz F, Stiehl A, Zimmermann R (1987) Ambulante Langzeitprophylaxe der Thromboembolie mit niedermolekularem Heparin. Klin Wochenschr 65: 331
Hart CR, Hale MS, Burkhalter W (1972) Ambulatory electromyographic studies in patients with tibial fractures in long leg casts and below-the-knee casts. J Trauma 12: 223
Havig Ö (1977) Deep vein thrombosis and pulmonary embolism. An autopsy study with multiple regression analysis of possible risk factors. Acta Chir Scand Suppl 478: 1
Heene DL, Harenberg J (1992) Behandlung der manifesten Thrombose. Chirurg 63: 276
Heijboer H, Brandjes DP, Büller HR, Sturk A, ten Cate JW (1990) Deficiencies of coagulation-inhibiting and fibrinolytic proteins in outpatients with deep-vein thrombosis. New Engl J Med 323: 1512

Heinrich F (1954) Die Entstehung thromboembolischer Komplikationen. Diss. Med. Fakultät d. Universität Frankfurt a.M.

Heinrichs C (1995) Primäre und sekundäre Risikofaktoren des Thromboembolie-Syndroms. Hämostaseologie 15: 138

Helferich H (1910) Frakturen und Luxationen. 8. Aufl., Lehmann, Müchen

Hemker HC (1994) Thrombin generation, an essential step in haemostasis and thrombosis. in: Bloom AL, Forbes CD, Thomas DP, Tuddenham ED (eds.) Haemostasis and Thrombosis. Churchill Livingstone, Edinburgh London

Hirsh J (1995) The optimal duration of anticoagulation therapy for venous thrombosis. N Engl J Med 322: 1710

Hjelmstedt A (1968) The pressure in the veins of the dorsum of the foot in quiet standing and during exercise in limbs without signs of venous disorder. Acta Chir Scand 134: 235

Hjelmstedt A, Bergvall U (1968 a) Incidence of thrombosis in patients with tibial fractures. Acta Chir Scand 134: 209

Hjelmstedt A, Bergvall U (1968 b) Phlebographic study of the incidence of thrombosis in the injured and uninjured limb in 55 cases of tibial fracture. Acta Chir Scand 134: 229

Hladovec J (1989) Antithrombotic drugs in animal models. CRC Press, Boca Raton

Höntzsch D, Weller S (1994) Ambulante und poststationäre Thromboseprophylaxe bei immobilisierenden Verbänden an den unteren Extremitäten. In: Börner M (Hrsg.) Thromboseprophylaxe in der Unfallchirurgie. Aktuelle Traumatologie 13. Thieme, Stuttgart New York

Hördegen KM (1988) Verletzungen der Wadenmuskulatur und tiefe Unterschenkelvenenthrombose. In: Brunner U (Hrsg.) Der Unterschenkel. Huber, Bern

Hommes DW, Büller HR, Brandjes DPM, ten Cate JW (1994) Preoperative risk factors in the prediction of postoperative venous thromboembolism. in: Bergqvist D, Comerota AJ, Nicolaides AN, Scurr JH (eds.) Prevention of venous thromboembolism. Med-Orion, London Los Angeles Nicosia

Hongler Th, Schmitt HE, Friedrich R, Duckert F, Gruber UF (1976) Das Verhalten intraoperativ entstandener tiefer Venenthrombosen, beurteilt anhand wiederholter Phlebographien. Klin Wschr 54: 521

Hull R, Delmore T, Genton E, et al. (1979) Warfarin sodium versus low-dose heparin in the long-term treatment of venous thrombosis. N Engl J Med 301: 855

Hull RD, Raskob GE, Rosenbloom D, Panju A, Brill-Edwards P, Ginsberg JS, Hirsh J, Martin GJ, Green D (1990) Heparin for 5 days as compared with 10 days in the initial treatment of proximal venous thrombosis. N Engl J Med 322: 1260

Hull RD (1994) Prevention of venous thromboembolism: key questions that need to be answered. in: Bergqvist D, Comerota AJ, Nicolaides AN, Scurr JH (eds.) Prevention of venous thromboembolism. Med-Orion, London Los Angeles Nicosia

Hume M, Sevitt S, Thomas DP (1970) Venous Thrombosis and Pulmonary Embolism. Harvard University Press, Cambridge Mass.

Hume M, Turner RH, Kuriakose TX, Surprenant J (1976) Venous thrombosis after total hip replacement. Combined monitoring as a guide for prophylaxis and treatment. J Bone Joint Surg 58: 933.

International Multicentre Trial (1975) Prevention of fatal postoperative pulmonary embolism by low doses of heparin. Lancet 2: 45

Jakob F (1943) Thrombose und Embolie nach geschlossenen Extremitätenverletzungen. Schw med Wschr 73: 117

Janssen HF, Schachner J, Hubbard J, Hartman T (1987) The risk of deep venous thrombosis: A computerized epidemiologic approach. Surgery 101: 205

Joffe SN, Immelmann EJ, Louw JH (1973) The incidence of postoperative deep vein thrombosis. S Afr J Surg 11: 107

Johnson S, Bygdeman S, Eliasson R (1968) Effect of dextran on postoperative thrombosis. Acta Chir Scand Suppl 387: 80

Kakkar VV (1994) Prevention of venous thromboembolism. in: Bloom AL, Forbes CHD, Thomas DP, Tuddenham EGD (eds.) Haemostasis and thrombosis. 3rd ed., Churchill Livingstone, Edinburgh London

Kakkar VV, Howe CT, Flanc C, Clarke MB (1969) Natural history of postoperative deep-vein thrombosis. Lancet 2: 230

Kakkar VV, Howe CT, Nicolaides AN, Renny JTG, Clarke MB (1970) Deep vein thrombosis of the leg: Is there a „high-risk" group? Am J Surg 120: 527

Kakkar VV, Djazaeri B, Fok J, Fletcher M, Scully MF, Westwick J (1982) Low-molecular weight heparin and prevention of postoperative deep vein thrombosis. Br Med J 284: 375

Kannus P, Renström P (1991) Treatment for acute tears of the lateral ligaments of the ankle. J Bone Joint Surg 73-A: 305

Kelsey, JL, Wood HN, Charnley J (1975) Prediction of theomboembolism following total hip repoacement. Clin Orthop Relat Res 114: 247
Kelton, JG (1986) Heparin-induced thrombocytopenia. Haemostasis 16: 173
Kikta MJ, Keller M, Humphrey P, Silver D (1993) Can low molecular weight heparins and heparinoids be safely given to patients with heparin-induced thrombocytopenia syndrome? Surgery 114: 705
Klempa I, Baca I, Menzel J, Rasche H (1992) Thromboembolie-Prophylaxe in der Chirurgie - Ergebnis einer Umfrage an westdeutschen Krankenhäusern. Chirug 63: 501
Knudson MM, Collins JA, Goodman SB, McCrory DW (1992) Thromboembolism following multiple trauma. J Trauma 32: 2
Kock HJ, Schmit-Neuerburg KP, Hanke J, Hakmann A, Althoff M, Rudofsky G, Hirche H (1993) Ambulante Thromboseprophylaxe mit niedermolekularem Heparin bei Gipsimmobilisation der unteren Extremität. Chirurg 64: 483
Kock HJ, Schmit-Neuerburg KP, Hanke J, Terwort A, Rudofsky G, Hirche H (1994) Durchführung der ambulanten Thromboseprophylaxe mit einem niedermolekularen Heparin. Unfallchirurgie 20: 319
Kock HJ, Schmit-Neuerburg KP, Hanke J, Rudofsky G, Hirche H (1995) Thromboprophylaxis with low molecular weight heparin in outpatients with plastercast immobilisation of the leg. Lancet 346: 459
Kohn P, Zakert F, Vormittag E, Havelec L (1974) Die tödliche Lungenembolie in der Allgemeinchirurgie: Häufigkeit, Risikofaktoren, Diagnostik. Acta Chir Austriaca 6: 122
Koppenhagen K, Häring R (1992) Stationäre und ambulante Thromboembolie-Prophylaxe. Grundlagen der Chirurgie G 54. Mitteilungen Dt. Ges. Chir. 4
Koppenhagen K, Häring R (1995) Stationäre und ambulante Thromboembolie-Prophylaxe. Grundlagen der Chirurgie G 66. Mitteilungen Dt. Ges. Chir. 3
Korninger H C (1991) Thromboseprophylaxe in der Traumatologie. In: Schmit-Neuerburg KP, Kock HJ (Hrsg.) Sonderheft - Ambulante Thromboseprophylaxe. Unfallchirurgie 17 Suppl. 1: 8
Krause F (1891) Beiträge zur Behandlung der Knochenbrüche der unteren Gliedmaßen im Umhergehen. Dtsch med Wschr 17: 60
Kubik S, Schwarzenbach B, Bankoul S (1988) Gefäßanatomie des Unterschenkels unter besonderer Berücksichtigung des tiefen Venensystems. in: Brunner U (Hrsg.) Der Unterschenkel. Aktuelle Probleme in der Angiologie 44. Huber, Bern
Kühne J (1997) Beeinflußung der Beinvenen durch die Anlage immobilisierender Verbände. Diss. Med. Fakultät, Univ. GHS Essen [in Vorbereitung]
Kujath P (1995) Die ambulante Thromboseprophylaxe. Deutsches Ärzteblatt 92, A-2003
Kujath P, Eckmann Chr (1995) Thromboembolieprophylaxe in der ambulanten Chirurgie. Akt. Chir. 30: 372
Kujath P, Spannagel U, Habscheid W, Schindler G, Weckbach A (1992) Thromboseprophylaxe bei ambulanten Patienten mit Verletzungen der unteren Extremität. Dtsch med Wschr 117: 6
Küntscher G (1940) Die Marknagelung von Knochenbrüchen. Arch klin Chir 200: 243
Küntscher G (1962) Praxis der Marknagelung. Schattauer, Stuttgart
Kurz H (1986) Die Blutgerinnung hemmende Stoffe. In: Ammon H (Hrsg.) Arzneimittelneben- und Wechselwirkungen. Wissenschaftliche Verlagsgesellschaft, Stuttgart
Kuschinsky G, Lüllmann H (1993) Kurzes Lehrbuch der Pharmakologie und Toxikologie. 13. Aufl. Thieme, Stuttgart New York
Lagerstedt CI, Olsson CG, Fagher BO, Öqvist BW, Albrechtsson U (1985) Need for long-term anticoagulation treatment in symptomatic calf-vein thrombosis. Lancet 2: 515
Lane DA, Lindahl U (1989) Heparin. CRC Press, Boca Raton, Florida
Lanz R, Brunner U (1962) Die traumatischen Schädigungen peripherer Venen. Schweiz Rundschau Med (Praxis) 51: 517
Laverick MD, McGivern RC, Crone MD, Mollan R.A.B (1990) A comparison of the effects of electrial calf muscle stimulation and the venous foot pump on venous blood flow in the lower leg. Phlebology 5: 285
Laverick MD, Croal SA, Mollan (1991) Orthopaedic surgeons and thromboprophylaxis. Br Med J 303: 549
Lefering R , Neugebauer E (1994) Ökonomische Analysen - Grundlagen, Konzepte und Definitionen. In: Neugebauer E, Troidl H (Hrsg.) Effektivität und Ökonomie chirurgischen Handelns. Thieme, Stuttgart New York
Lehne I (1991) Lorenz Böhler - Die Geschichte eines Erfolges. Maudrich, Wien München Bern
Lenggenhager K (1963) Genese, Prophylaxe und Therapie der Fernthrombose. Schweiz Med Wochenschrift 93: 265

Leu HJ (1977) Zur Bedeutung von Wandfaktoren und Hämodynamik für die Entstehung der Venenthrombose. In: Ehringer H (Hrsg.) Akute tiefe Becken- und Beinvenenthrombose. Aktuelle Probleme in der Angiologie 33. Huber Bern

Lilienfeld DE, Chan E, Ehland J, Goldbold JH, Landrigan PJ, Marsh G (1990) The mortality from pulmonary embolism in the United States: 1962 to 1984. Chest 98: 1067

Lindemayr H, Santler R (1978) Zur Prädisposition zu Venenthrombosen im Alter und Höchstalter Phlebol u. Proktol 7: 183

Lindhagen A, Bergqvist D, Hallböök T, Berndtsson L (1985) Venous function after fracture of the lower extremity. Acta Orthop Scand 56: 110

Lohr JM, Kerr TM, Lutter KS (1991) Lower extremity calf thrombosis: To treat or not to treat? J Vasc Surg 14: 618

Ludbrook J (1962) Functional aspects of the veins of the leg. Am Heart J 64: 706

Ludbrook J (1966) The musculovenous pumps of the human lower limb. Am Heart J 71: 635

MacMahon St, Rodgers A, Collins R, Farrell B (1994) Antiplatelet therapy to prevent thrombosis after hip fracture. J Bone Surg 76-B: 521

Markel A, Manzo RA, Bergelin RO, Strandness DE (1992) Valvular reflux after deep vein thrombosis: Incidence and time of occurrence. J Vasc Surg 15: 377

Marshall M (1987) Praktische Phlebologie. Springer, Berlin - Heidelberg - New York

Mathysen, A (1852) Nieuwe wijze van aanwending van het gips-verband bij beenbreuken. Eene bijdrage tot de Militaire Chirurgie. Haarlem

May R, Nissl R (1959) Die Phlebographie der unteren Extremität. Thieme, Stuttgart

May R (1980) Die standardisierte generalisierte Thromboseprophylaxe. Langenbecks Arch Chir 345: 1

Meyer P, Rudofsky G, Brock FE, Nobbe N, Gittermann (1983) Echtzeitsonographische Untersuchungen bei venösen Thrombosen der unteren Extremitäten. In: Nobbe F, Rudofsky G (Hrsg.) Probleme der Vor- und Nachsorge und der Narkoseführung bei invasiver angiologischer Diagnostik und Therapie. Pflaum, München

Micheli LJ (1975) Thromboembolic complications of cast immobilization for injuries of the lower extremities. Clin Orthop Relat Res 108: 191

Mohr VD, Lenz J (1991) Heparin-assoziierte Thrombocytopenie, Thrombose und Embolie. Chirurg 62: 686

Monreal M, Martorell A, Callejas JM, Valls R, Llamazares JF, Lafoz E, Arias A (1993) Venographic assessment of deep vein thrombosis and risk of developing post-thrombotic syndrome: a prospective study. J Int Med 233: 233

Monro JK (1936) The history of plaster-of-Paris in the treatment of fractures. Brit J Surg 23: 257

Moore CD, Cardea JA (1977) Vascular changes in leg trauma. Southern Medical J 70: 1285

Mühe E (1977) Physikalische Möglichkeiten der Thromboseprophylaxe. Langenbecks Arch klin Chir 345: 345

Mühe E (1980) Die mechanische Thrombose-Prophylaxe. Swiss Med 2: 37

Müller-Färber J (1985) Die Begutachtung von posttraumatischen Beinvenenthrombosen. BG Umed 58: 171

Myhre H, Holen A (1969) Thrombosis prophylaxis. Dextran or sodium warfarin? A controlled clinical study (norwegisch). Nord Med 82: 1534

Nast-Kolb D, Waydhas Ch, Kerim-Sade C, Jochum M, Spannagl M (1993) Venöse Thrombosen nach schweren Mehrfachverletzungen. Orthopäde 22: 110

Nicolaides AN (1992) Prevention of venous thromboembolism. International Angiology 11: 151

Nicolaides AN (1994) Combined methods. in: Bloom AL, Forbes CHD, Thomas DP, Tuddenham EGD (eds.) Haemostasis and thrombosis. 3rd ed., Churchill Livingstone, Edinburgh London

Nicolaides AN (1995) Prevention of venous thromboembolism. International Consensus Statement - draft. [unveröffentlicht]

Nicolaides AN, Irving D (1975) Clinical factors and the risk of deep venous thrombosis. In: Nicolaides AN (ed.) Thromboembolism. MTP, Lancaster

Nicolaides AN, Kakkar VV, Renney JRG, Kidner PH, Hutchinson DCS, Clarke MB (1971) Myocardial infarction and deep-vein thrombosis. Br Med J 1: 432

Nicolaides AN, Kakkar VV, Field E, Renney JT (1971 a) The origin of deep vein thrombosis: a venographic study. Brit J Radiol 44: 653

Nylander G, Semb H (1972) Veins of the lower part of the leg after tibial fractures. Surg. Gynecol. Obstet. 134: 974

O'Brien PC, Fleming TR (1979) A multiple testing procedure for clinical trials. Biometrics 35: 549

Odenkirchen A (1990) Gerinnungsuntersuchungen zur Feststellung einer Thromboseneigung bei operativ versorgten Verletzungen der distalen Tibia und des Sprunggelenkes. Diss. Med. Fakultät, Universität Kiel

Oestern HJ (1991) Kompartmentsyndrom - Definition, Ätiologie, Pathophysiologie. Unfallchirurg 94: 210

Peltier LF (1990) Fractures - a history and iconography of their treatment. Norman, San Francisco

Philbrick JT, Becker DM (1988) Calf deep venous thrombosis: A wolf in sheep's clothing. Arch Intern Med 148: 2131

Pick Ch, Rahmer H, Walter E, Müller W (1982) Die Thromboseentstehung im Gipsverband. Phlebol u. Proktol 11: 155

Picolet H, Leizorovicz A, Revel D, Chirossel P, Amiel M, Boussel JP (1990) Reliabilitiy of phlebography in the assessment of venous thrombosis in a clinical trial. Haemostasis 20: 362

Pindur G, Köhler M, Heiden M, Leipniz C, Rupp KH, Wenzel E (1990) Pharmakologische und klinische Grundlagen zur rationellen antithrombotischen Prophylaxe mit niedermolekularem Heparin. Langenbecks Arch Chir Suppl II: 1149

Polterauer P, Kohn P, Thien M, Vormittag E, Zekert F (1978) Die tödliche Lungenembolie in der Traumatologie. Unfallheilkunde 81: 469

Prescott RJ, Jones DR, Vasilescu C, Henderson JT, Ruckley CV (1978) Smoking and risk factors in deep vein thrombosis. Thrombos. Haemostas 40: 128

Preter B, Pescia R, Spieler U, Brunner U (1972) Über das Ausmaß und den Verlauf von traumatischen Schäden am tiefen Venensystem bei Unterschenkelfrakturen. Radiologe 12: 305

Prins MH, Turpie A.G.G (1994) Diagnosis and treatment of venous thromboembolism. In: Bloom L, Forbes ChD, Thomas SP, Tuddenham EGD (eds.) Haemostasis and Thrombosis. 3rd ed., Churchill Linvingstone, Edinburgh London

Ramaswami G, Nicolaides AN (1994) Natural history of deep vein thrombosis. In: Bergqvist D, Comerota AJ, Nicolaides AN, Scurr JH (eds.) Prevention of venous thromboembolism. Med-Orion, London Los Angeles Nicosia

Ranke C, Hendrick P, Brassel F, Roth U, Creutzig A, Alexander K (1990) Duplexsonographie: Genauigkeit, Reproduzierbarkeit und Fehlermöglichkeiten. Dtsch med Wschr 115: 528

Ratnoff OD (1994) The development of knowledge about haemostasis and thrombosis. In: Bloom, AL, Forbes CD, Thomas DP, Tuddenham ED (eds.) Haemostasis and Thrombosis. Churchill Livingstone, Edinburgh London

Reilmann H, Bosch U, Barthels M (1988) Thromboembolische Komplikationen in der Chirurgie. Orthopäde 17: 110

Reilmann R, Förster E (1990) Thromboembolieprophylaxe bei ambulanten und poststationären Patienten. Indikation, Art und Dauer der Prophylaxe. Hefte Unfallheilkd 212: 668

Reilmann H, Weinberg AM, Förster E, Happe B (1993) Thromboseprophylaxe bei ambulanten Patienten. Orthopäde 22: 117

Riediger H, Sievers KW, Löhr E (1994) Die Laufzeitanalyse in der sonographischen Flußmessung in-vitro-Messung zur Überprüfung der Wertigkeit. Fortschr Röntgenstr 160: 344

Rogall H (1972) Zur Frage der gezielten postoperativen Thromboembolie-Prophylaxe mit Antikoagulantien: Treffsicherheit verschiedener Auswahlverfahren. Diss. Med. Fakultät Univ. Köln

Romaniuk P, Thieme T, Miersch G, Stobbe C, Stößlein F (1993) Zur Implantation von Vena-cava-Filtern bei akuten Lungenembolien. Z Kardiol 82 Suppl 2: 35

Rosfors S (1991) Plethysmographic evaluation of volume changes of the foot and the distal calf in healthy subjects and in patients with distal venous pump dysfunction. VASA 20: 30

Rudofsky G (1980) Untersuchungen zur Epidemiologie, Pathophysiologie, Diagnostik und Therapie venöser Erkrankungen. VASA Suppl 7

Rudofsky G (1988) Kompaktwissen Angiologie. 2. Aufl. Perimed, Erlangen

Rudofsky G (1990) Phlebographische Diagnostik mit der Echtzeitsonographie - Ihre Aussagekraft bei der tiefen Beinvenenthrombose. Therapiewoche 40: 2226

Rudofsky G (1991) Klinische und apparative Diagnostik der Venenthrombose. in: Schmit-Neuerburg KP, Kock HJ (Hrsg.) Sonderheft - Ambulante Thromboseprophylaxe. Unfallchirurgie 17 Suppl 1: 3

Rudofsky G (1993) Die Untersuchungen nach Thrombose. In: Hierholzer G (Hrsg) Gutachtenkolloquium 8. Springer, Berlin Heidelberg

Rudofsky G, Meyer P, Brock FE (1982) Untersuchungen mit dem ADR-real-time Scan zur Wirkung von medizinischen Kompressionsstrümpfen auf tiefe Beinvenen. VASA 8 Suppl 8: 81

Rudofsky G, Ranft J (1992) Bildgebende Ultraschallverfahren in der Angiologie. Z Allg Med 68: 623

Rudofsky G, Timmermann J (1993) Lokoregionale Thrombolysetherapie tiefer venöser Thrombosen. Z Kardiol 82 Suppl 2: 61

Salzmann EW, Harris WH (1976) Prevention of venous thromboembolism in orthopaedic patients. J Bone and Joint Surg 58-A: 903

Samama MM (1994a) Low molecular weitht Heparins: mode of action and dosage. in: Bergqvist D, Comerota AJ, Nicolaides AN, Scurr JH (eds.) Prevention of venous thromboembolism. Med-Orion, London Los Angeles Nicosia

Samama MM, Horellou MH, Conard J, Toulemonde F (1994b) Coagulation abnormalities predisposing to the development of deep vein thrombosis. in: Bergqvist D, Comerota AJ, Nicolaides AN, Scurr JH (eds.) Prevention of venous thromboembolism. Med-Orion, London Los Angeles Nicosia

Santori FS, Vitullo A, Stopponi M, Santori N, Ghera S (1994) Prophylaxis against deep-vein thrombosis in total hip replacement: comparison of heparin and foot impulse pump. J Bone Joint Surg 76-B: 579

Scharrer I (1997) Primäre Prophylaxe unter Berücksichtigung des individuellen Risikoprofils. In: Hach-Wunderle V, Haas S (Hrsg.) Thromboembolie-Prophylaxe in der Inneren und operativen Medizin. Springer, Berlin Heidelberg: 35

Schaub N, Duckert F, Fridrich R, Gruber UF (1975) Häufigkeit postoperativer tiefer Venenthrombosen bei Patienten der allgemeinen Chirurgie und Urologie. Langenbecks Arch Chir 340: 23

Schmidt J, Hackenbroch MH (1995) Prevention of deep venous thrombosis in ambulatory or discharged orthopaedic patients. Arch Orthop Trauma Surg 114: 226

Schmidt RF, Thews G (1995) Physiologie des Menschen. 26. Aufl. Springer, Berlin Heidelberg

Schmit-Neuerburg KP (1990) Empfehlungen zur Thromboseprophylaxe bei ambulanten Patienten. Chirurg 61: 853

Schmit-Neuerburg KP (1991) Ambulante Thromboseprophylaxe - Einführung zum Thema. In: Schmit-Neuerburg KP, Kock HJ (Hrsg.) Sonderheft - Ambulante Thromboseprophylaxe. Unfallchirurgie 17: Suppl. 1: 1

Schmit-Neuerburg KP, Kock HJ (1991) Sonderheft - Ambulante Thromboseprophylaxe. Unfallchirurgie 17: Suppl. 1

Scurr JH (1994) Graduated compression stockings for the prevention of venous thromboembolism. In: Bergqvist D, Comerota AJ, Nicolaides AN, Scurr JH (eds.) Prevention of venous thromboembolism. Med-Orion, London Los Angeles Nicosia

Shull KC, Nicolaides AN, Fernandes e Fernandes J, Miles C, Horner J, Needham T, Cooke ED, Eastcott FHG (1979) Significance of popliteal reflux in relation to ambulatory venous pressure and ulceration. Arch Surg 114: 1304

Sievers KW, Cazenave CR, Kaude JV, Williams JL (1989) A pulsatile Doppler flow phantom for laboratory use: technical note. J Med Imaging 3: 203

Simmons AV, Sheppard MA, Cox AF (1973) Deep venous thrombosis after myocardial infarction. Predisposing factors. Br Heart J 35: 623.

Smyrnis S, Kolios AS, Agnantis JK (1973) Deep-vein thrombosis in patients with fracture of the upper part of the femur. A phlebography study. Br J Surg 60: 447

Sørensen JV, Rahr HB, Jensen HP, Borris LC, Lassen MR, Ejstrud P (1992) Markers of coagulation and fibrinolysis after fractures of the lower extremities. Thrombosis Res 65: 479

Spannagel U, Kujath P (1993) Low molecular weight heparin for the prevention of thromboembolism in outpatients immobilized by plaster cast. Sem Thromb Hemost 19 Suppl 1: 131

Spieler U (1973) Begründung der Antikoagulation bei Gipsfixation der unteren Extremität. Schweiz Rundschau Med (Praxis) 62: 325

Spieler U, Preter B, Brunner U (1972) Traumatische Thrombosen im tiefen Venensystem bei frischen Unterschenkelfrakturen. Schweiz med Wschr 102: 1535

Spieler U, Preter B, Brunner U (1988) Direkte traumatische Läsionen des tiefen Venensystems bei Unterschenkelfrakturen. In: Brunner U, Bolliger A, Stemmer R (Hrsg.). Probleme des geschwollenen Beines. Huber, Bern

Stamatakis JD, Lawrence D, Kakkar VV (1977 a) Surgery, venous thrombosis and anti-Xa. Br J Surg 64: 709.

Staubesand J (1980) Die anatomischen Grundlagen der sog. Sprunggelenkpumpe (ankle pump). Swiss Med 2: 48

Staubesand J (1980 a) Sprunggelenkpumpe und Thromboseprophylaxe. Med. Welt 31: 1813
Staubesand J, Heisterkamp T, Stege H (1993) Über die Wirkung aktiver und passiver Bewegungen im oberen Sprunggelenk für den venösen Rückstrom. Phlebol 22: 264
Steudel J (1947) Zur Geschichte des erstarrenden Verbandes. Dtsch med Wschr 72: 646
Stevens J, Fardin R, Freeark R (1968) Lower extremity thrombophlebitis in patients with femoral neck fractures. A venographic investigation and a review of the early and late significance of the findings. J Trauma 8: 527
Stewart GJ, Alburger PD, Stone EA, Soszka TW (1983) Total hip replacement induces injury to remote veins in a canine model. J Bone Joint Surg 65-A: 97
Stewart GJ, Lachman JW, Alburger PhD, Ziskin MC, Philips ChM, Jensen K (1990) Intraoperative venous dilatation and subsequent development of deep vein thrombosis in patients undergoing total hip or knee replacement. Ultrasound Med & Biol 16: 133
Stiegler M, Weichenhain B, Chatzopoulos D, Mathies R, Standl R, Mehnert H (1991) Untersuchungen zur Häufigkeit und Symptomatologie der Lungenembolie in Abhängigkeit von der Lokalisation der tiefen Beinvenenthrombose. VASA 20: 119
Stinchfield F, Sankaran B, Samilson R (1956) The effect of anticoagulant therapy on bone repair. J Bone Joint Surg 38–A: 270
Stout RW, Crawford V (1991) Seasonal variations in fibrinogen concentrations among elderly people. Lancet 341: 9
Strandness DE (1990) Duplex scanning in vascular disorders. Raven press, New York
Stranks GJ, MacKenzie NA, Grover ML (1992) The AV-Impulse System reduces deep-vein thrombosis and swelling after hemiarthroplasty for hip fracture. J Bone Joint Surg 74–B: 775
Straub H (1989) Licht und Schatten der chirurgischen Thromboseprophylaxe. Akt Traumatol 19:1
Stürmer KM, Kock HJ (1991) Thrombose-Risiko und Thrombose-Prophylaxe. BG Umed 76: 231
Stürmer KM, Kock HJ (1994) Thrombose-Risiko bei ambulanten, stationären und poststationären Patienten. In: Börner M (Hrsg.) Thromboseprophylaxe in der Unfallchirurgie. Aktuelle Traumatologie 13. Thieme, Stuttgart New York
Trentz O, Ertel W (1995) Pathophysiologie des Traumas. In: Rüter A, Trentz O, Wagner M (Hrsg.) Unfallchirurgie, Urban & Schwarzenberg, München Wien Baltimore
Tscherne H (1983) Management offener Frakturen. In: Tscherne H, Gotzen L (Hrsg.) Fraktur und Weichteilschaden. Hefte Unfallheilkd 162: 10
Turpie AGG (1994) Orgaran (Org 10172) a low molecular weight heparinoid. in: Bergqvist D, Comerota AJ, Nicolaides AN, Scurr JH (eds.) Prevention of venous thromboembolism. Med-Orion, London Los Angeles Nicosia
Udvarhelyi S, Colditz GA, Epstein AM (1992) Cost-effectiveness and cost-benefit analyses in the medical literature – Are the methods being used correct? Ann Int Med 116: 238
Ulsenheimer K (1994) Ambulante Thromboseprophylaxe – juristische Aspekte. Hefte zu „Der Unfallchirurg" 241. Springer, Berlin Heidelberg
Ulsenheimer K (1997) Thromboseprophylaxe aus juristischer Sicht. Was ist gesichert – was umstritten? in: Hach-Wunderle V, Haas S (Hrsg.) Thromboembolie-Prophylaxe in der Inneren und operativen Medizin 101. Springer, Berlin Heidelberg
Valentin B (1956) Die Geschichte des Gipsverbandes. Beilageheft zur Zeitschr f Orthopädie 87. Enke, Stuttgart
Vance BM (1934) Thrombosis of the veins of the lower extremity and pulmonary embolism as a complication of trauma. American J of Surg 26: 19
Vandenbroucke JP, Koster T, Briet E, Reitsma PH, Bertina RM, Rosendaal FR (1994) Increased risk of venous thrombosis in oral-contraceptive users who are carriers of factor V Leiden mutation. Lancet 344: 1453
van Assen J, Meyerding HW (1948) Antonius Mathysen, the discoverer of the plaster bandage. J Bone Joint Surg 30 – A: 1018
van den Berg (1983) Zur Effizienz der physikalischen Thromboseprophylaxe mit Antithrombosestrümpfen. Phlebol u. Proktol 12: 43
van Geloven F, Wittebol P, Sixma JJ (1977) Comparison of postoperative coumarin, dextran 40 and subcutaneous heparin in the prevention of postoperative deep vein thrombosis. Acta med Scand 202: 367
Veldhuizen JW, Verstappen F, Vroemen J, Kuipers H, Greep JM (1993) Functional and morphological adaptations following four weeks of knee immobilization. Int J Sports Med 14: 283
Vinazzer H, Loew D (1978) Beeinflussung stasebedingter Änderungen des Gerinnungsmechanismus durch niedrig dosiertes Heparin und durch Azetylsalicylsäure. Blut 36: 275

Virchow R (1856) Gesammelte Abhandlungen zur Wissenschaftlichen Medicin. von Meidinger, Frankfurt a. M.

Voigt J (1979) Der Todesfall in der Allgemein- und Unfallchirurgie. Eine Analyse von klinischen und pathologisch-anatomischen Befunden aus den Jahren 1930–1938 und 1968–1976. Habilitationsschrift Univ. Kiel

Voigt J (1994) Thrombosen und Embolien - Überblick über Historie und Epidemiologie. In: Husfeldt KJ, Raschke R (Hrsg.) Thrombosen und Embolien - Arzthaftung. Springer, Berlin

Walter E (1980) Biomathematik für Mediziner. 2. Aufl. Teubner, Stuttgart

Ware JA, Heistad DD (1993) Platelet-endothelium interactions. N Engl J Med 328: 628

Warkentin TE, Levine MN, Hirsh J, Horsewood P, Roberts R, Gent M, Kelton JG (1995) Heparin-induced thrombocytopenia in patients treated with low-molecular weight heparin or unfractionated heparin. N Engl J Med 332: 1330

Warlow C, Ogston D, Douglas AS (1976) Deep venous thrombosis of the legs after strokes. Br Med J 276: 1178

Warwick D, Martin AG, Glew D, Bannister GC (1994) Measuremet of femoral vein blood flow durig total hip replacement. J Bone Joint Surg 76–B: 918

Weber U, Koppenhagen K, Mälzer H, Matthes M (1991) Unterschiedliche Wirksamkeit von zwei Präparaten mit niedermolekularem Heparin bei Patienten mit elektivem Hüftgelenksersatz. Langenbecks Arch Chir 376: 147

Weiner G, Styf J, Nakhostine M, Gershuni DH (1994) Effect of ankle position and a plaster cast on intramuscular pressure in the human leg. J Bone and Joint Surg 76–A: 1476

Weinmann EE, Salzman EW (1994) Deep-vein thrombosis. N Engl J Med 331: 1630

Weller S, Dorst K, Brück E (1966) Thromboembolische Komplikationen nach Frakturen. Mschr Unfallheilk 69: 417

Wells PS, Hirsh J, Anderson DR, Lensing AW, Goster G, Kearon C, Weitz J, D'Ovidio R, Cogo A, Prandoni P, Cirolami A, Ginsberg JS (1995) Accuracy of clinical assessment of deep-vein thrombosis. Lancet 345: 1326

Wenzel E, Mörsdorf S, Seyfert U, Pindur G, Rummel W (1993) Optimale Therapie mit oralen Antikoagulantien in der Praxis. AVP - Beilage, Dt Ärztebl 90: 2

Wesemeyer D, Odenkirchen A, Ziesack C, Bruhn HD (1991) Hyperkoagulabilität bei Patienten mit opertiv versorgten Sprunggelenkverletzungen trotz Thromboembolieprophylaxe mit niedrig dosiertem Heparin. Phlebol u. Proktol. 7: 16

Wesemeyer D, Odenkirchen A, Ziesack C, Bruhn H (1991a) Thrombose - eine schwerwiegende Komplikation bei Ruhigstellung durch Stützverbände. Klinik Magazin 7: 10

Widmer LK, Widmer MT, Schmitt HE, Eichlisberger R, Zemp E, Jäger K (1994) Incidence of late sequelae of deep vein thrombosis. in: Bergqvist D, Comerota AJ, Nicolaides AN, Scurr JH (eds.) Prevention of venous thromboembolism. Med-Orion, London Los Angeles Nicosia

Wienert V, Willer H (1992) Epidemiologie der Venenerkrankungen. Schattauer, Stuttgart New York

Wille-Jörgensen P, Christensen SW, Bjerg-Nielsen A, Stadeager C, Kjaer L (1989) Prevention of thromboembolism following elective hip surgery. The value of regional anesthesia and graded compression stockings. Clin Orthop Rel Res 247: 163

Willén, J, Bergqvist D, Hallböök T (1982) Venous insufficiency as a late complication after tibial fracture. Acta orthop scand 53: 149

Willenegger H, Sigg K, Egli E, Binswanger J (1957) Versuch zur Durchführung einer Thromboembolieprophylaxe ohne Antikoagulantien. Schweiz med Wschr 87: 739

Witschi L (1980) Thrombo-Embolie-Prophylaxe ohne Anticoagulantien. Swiss Med 2: 41

Wolters U, Walter M, Erasmi H (1995) Die tiefe Bein-Beckenvenenthrombose. Chir Praxis 49: 281

Wuppermann Th (1986) Varizen, Ulcus cruris und Thrombose. 5. Aufl. Springer, Berlin-Heidelberg

Yett HS, Skillman S, Salzman E (1978) The hazards of aspirin plus heparin. N Engl J Med 298: 1092

Zagrodnik J, Kaufner HK (1990) Ambulante Thromboembolieprophylaxe in der Traumatologie durch Selbstinjektion von Heparin. Unfallchirurg 92: 331

Zisack C (1992) Untersuchungen zur Frage der Hyperkoagulabilität nach Kapselbandrupturen und Frakturen im Unterschenkelbereich. Diss. Med. Fakultät, Universität Kiel

KAPITEL 7

Anhang

1.
Panel-Diskussion während des Symposiums „Ambulante Thromboseprophylaxe" am 20. Oktober 1990 im Auditorium maximum des Universitätsklinikum Essen

Leitung: S. Weller, Tübingen

Einleitung

Weller, Tübingen: Die „Empfehlungen zur ambulanten Thomboseprophylaxe", die zum Teil schon publiziert worden sind, waren im Grunde genommen Anlaß für meine eigenen wie auch für die Einsprüche anderer Kollegen. Diese Empfehlungen bedeuten für mich im Augenblick eine Festlegung, die unter den gegebenen Umständen nicht vertretbar sein kann und erhebliche, nicht nur ökonomische, sondern auch juristische Konsequenzen nicht nur für uns, sondern auch für unsere Therapie haben kann. Es geht hierbei um die Frage einer *generellen Thromboseprophylaxe bei ambulanten Patienten*, wobei ich im Augenblick die postoperative und poststationäre Thromboseprophylaxe ausschließen möchte.

Wenn diese „Empfehlungen zur Thromboseprophylaxe" genau durchgelesen werden, dann müßte und wird Herr Schreiber daraus im Falle einer Thrombose, die bei einer Bagatellverletzung und bei nicht durchgeführter Thromboseprophylaxe auftritt, die juristische Konsequenz ziehen, daß dieses Vorgehen nicht dem derzeitigen Standard entspricht. Das gilt umso mehr, wenn der Patient zusätzliche Risikofaktoren aufweist. Das wäre jedoch bis zu einem gewissen Grade akzeptabel, wenn wir uns darüber im klaren wären, was „zusätzliche Risikofaktoren" sind. Weiterhin müssen wir diskutieren, was wir darunter verstehen, daß eine untere Extremität nach einer Verletzung „immobilisiert" ist. Dies sind die Ausgangspunkte des Gespräches, damit wir von Anbeginn klare Grenzen haben und uns nicht in der Weite der Diskussion über Thromboembolieprophylaxe verlieren.

I. Sind die „Empfehlungen zur Thromboseprophylaxe bei ambulanten Patienten" als Therapiestandard anzusehen?

Schreiber, Göttingen: Als Jurist verstehe ich die Empfehlungen so, daß eine Thromboseprophylaxe auch bei ambulanten Patienten durchgeführt werden soll. Zur medizinischen Notwendigkeit bzw. Indikationsstellung kann ich als Jurist natürlich nichts sagen. Das gilt auch für die von Herrn Weller erwähnten Bagatellverletzungen, die in den Empfehlungen übrigens auch nicht erwähnt werden. Wenn ich mich an die Diskussion bei der Entstehung der Empfehlung recht erinnere, wurde die Immobilisation der unteren Extremität als wesentlicher Risikofaktor für die Indikationsstellung zur Thromboseprophylaxe genannt. Durch die Bestätigung der Risikofaktoren müßte ein Therapiestandard gebildet werden, der allerdings nicht definitiv festgelegt ist, sondern laufend verändert werden kann. Über Wahl und Wirksamkeit des Medikamentes ist nach meiner Kenntnis ärztlich noch nicht entschieden, und die besondere Wirksamkeit ist auch noch nicht festgelegt. Ich würde die Empfehlungen zur Thromboseprophylaxe so verstehen, daß bei Immobilisation einer unteren Extremität im Gips- oder Schienenverband die Indikation zur medikamentösen Thromboseprophylaxe gegeben ist, auch wenn zusätzliche Risikofaktoren fehlen.

Koppenhagen, Berlin: Der Satz „Ohne medikamentöse Prophylaxe geht es nicht", bezog sich auf den stationären Aufenthalt von Hochrisikopatienten mit hüftgelenksnahen Frakturen. In einer 1988 durchgeführten plazebokontrollierten Studie geht es wirklich nicht ohne Thromboseprophylaxe. Was die Verletzungen der unteren Extremtitäten betrifft, so bin ich durchaus mit Herrn Weller einer Meinung, daß es gegenwärtig noch nicht ausdiskutiert erscheint, ob man wirklich in jedem Fall eine Thromboseprophylaxe durchführen muß.

Daß der „Standard" eine dynamische Größe ist, erinnert mich an die Diskussion dieses Themas auf der Tagung der Deutschen Gesellschaft für Unfallchirurgie im November 1989. Damals haben die Referenten abschließend festgestellt, daß wir eine ambulante Thromboseprophylaxe durchführen sollten, wenn unabhängig von den anderen Inhalten zusätzliche Risikofaktoren bestehen. Das stieß schon damals auf Gegenstimmen, und ich freue mich insbesondere, daß Sie, Herr Weller, jetzt der neuen Version zustimmen können, daß bei ambulanten Patienten mit gewissem Thromboserisiko eine ambulante Thromboembolieprophylaxe durchgeführt werden soll. Wie auch Herr Breddin damals festgestellt hat, müßte man trotz der prospektiv noch benötigten systematischen Untersuchungen aber aufgrund der Fakten, die derzeit schon bekannt sind, die Inhalte so sehen, daß man bei zusätzlichen Risiken - zum Beispiel Thromboembolie in der Anamnese, Östrogenmedikation - dann doch zu dieser Form der ambulanten Thromboembolieprophylaxe kommt. Das wäre schon ein wesentlicher Schritt nach vorn.

Weller, Tübingen: Prinzipiell stimme ich Ihnen zu. Aber es ist doch nun eine allgemeine ärztliche Erfahrung, daß Therapieentscheidungen immer individuell getroffen werden müssen, zum Beispiel der Antibiotikaeinsatz bei einer Infektion. In jedem Fall obliegt die Abklärung und Entscheidung dem Arzt, die dieser aufgrund verschiedener Fakturen, die er eruieren muß, trifft. Das würde ich unbestritten lassen.

II. Welche Kriterien beeinflussen die individuelle Entscheidung des Chirurgen zur Durchführung einer ambulanten Thromboseprophylaxe?

Rudofsky, Essen: Die Bedeutung der sorgfältigen Untersuchung und Abwägung für die individuelle Entscheidung des Arztes möchte auch ich an dieser Stelle betonen, weil eben auf der anderen Seite genügend analytische Verfahren noch nicht vorliegen. In der ambulanten Thromboembolieprophylaxe führen viele Wege nach Rom. Man kann auch eine Methode nach rein praktischen Gesichtspunkten wählen, weil die Einmalinjektion deutliche Vorteile bietet und eine höhere Akzeptanz besitzt. Man kann jedoch in Abhängigkeit von der Erfahrung des verantwortlichen Arztes und seiner Beurteilung des einzelnen Patienten ein anderes Verfahren bevorzugen. Bei der Formulierung der „Empfehlungen" stand die Frage der Methodenwahl im Hintergrund.

Im Grunde genommen diskutieren wir jetzt schon über nachfolgende Probleme: Ist es wirklich nur ein Knochentrauma, ein Gelenktrauma oder ein Weichteiltrauma, oder werden Venen beim Trauma mitverletzt, gehen aber mit ihrer Symptomatik in der schmerzhaften Symptomatik der Gelenkverletzung unter, wie zum Beispiel bei der schweren Sprunggelenksdistorsion. Eine verletzte Vene tut nicht weh. Wenn ich aber annehme, daß im Rahmen des Sprunggelenkstraumas auch eine Venenverletzung vorliegt, dann muß ich die Venenverletzung auch mitbehandeln. Wie diese Behandlung dann im Detail aussieht, ist eine ganz andere Frage. Ich glaube jedoch, daß man sich vielmehr darum kümmern muß, ob bei den einzelnen Unfallmechanismen auch Venenverletzungen entstehen, die dann zu einer Thrombose führen.

Schmit-Neuerburg, Essen: In der Regel kann die Indikation zur ambulanten Thromboseprophylaxe aufgrund weniger Kriterien zuverlässig gestellt werden: Die schwere Sprunggelenksdistorsion zweiten bis dritten Grades ist keine Bagatellverletzung, bedarf aber auch keiner operativen oder stationären Behandlung. Die Immobilisation der unteren Extremität im Spaltgips und die Hochlagerung bis zur Abschwellung läßt sich ambulant durchführen. Die Verknüpfung der thrombogenen Faktoren Gewebetrauma + Immobilisation ergibt zusammen mit zusätzlichen Risikofaktoren (zum Beispiel Übergewicht und Nikotinabusus) ein *hohes Thromboserisiko* mit eindeutiger Indikationsstellung zur Thromboseprophylaxe.

Weller, Tübingen: Im Grunde genommen sind wir schon in der Durchführung unserer therapeutischen Maßnahmen unterschiedlicher Meinung: Wir behandeln eine Distorsion in einem gespaltenen Unterschenkelliegegipsverband und raten dem Patienten, nach Hause zu gehen, das Bein möglichst ruhig und hochzulagern und möglichst wenig zu bewegen. Damit schaffen wir bereits alle Voraussetzungen für die mögliche Entwicklung einer Thrombose, die Herr Rudofsky vorher dargestellt hat. Richtiger wäre es, schon die Therapie im Ansatz so zu verändern, daß die Risikofaktoren weitgehend ausgeschaltet werden, was auch eine Form der Thromboseprophylaxe darstellt. Wir haben zu häufig Unterschenkelliegegipsverbände für eine viel zu lange Zeit angelegt. Die Patienten sollten sich viel mehr und viel früher bewegen und früher belasten. Unser Hinweis, das Bein ruhig zu halten, ist dagegen schädlich, denn der Patient übertreibt dann noch in dem Sinne, daß er seinen Arm oder sein Bein ganz besonders still hält. Wenn dann noch der schwerwiegende Risikofaktor des Rauchens dazu kommt, dann muß ich mir allerdings die Frage stellen, ob ich angesichts dieser ungenügenden Patienten-Compliance überhaupt eine wirksame Durchführung der Thromboseprophylaxe mit niedermolekularem Heparin erwarten kann. Es ist zu befürchten, daß die Nachteile und Risiken der ambulanten Behandlung ohne adäquate Therapiekontrolle und die Nachteile der unkontrollierten Thromboseprophylaxe addieren und das Gegenteil vom angestrebten Therapieziel bewirken.

III. Wie sind die Empfehlungen zur ambulanten Thromboseprophylaxe im Hinblick auf die Indikationsstellung und die Anerkennung bei der kassenärztlichen Abrechnung zu werten?

Eigler, Essen: Es gibt gelegentlich die Probleme, daß von einer Krankenkasse oder von der KV angefragt wird: „War das denn nötig?" Soll „Empfehlung" heißen, daß der Arzt bei einer weiten Indikationsstellung zur Thromboseprophylaxe dadurch gerechtfertigt oder zu dieser Indikationsstellung geradezu verpflichtet wird? Leider ist der Begriff „Indikation" nicht scharf gefaßt und gewährt immer einen relativ großen Spielraum der Interpretation. Ich meine daher, es wäre sehr wichtig, daß die Autoren der „Empfehlungen" nochmals klarstellen, wie weit oder eng sie die Indikation sehen. Ich würde den Zusatz „insbesondere bei Risikofaktoren" sinngemäß so interpretieren: „Eine weite Indikation ist gerechtfertigt," während Herr Schreiber die Prophylaxe als „unbedingt notwendig, inzwischen schon Therapiestandard" beurteilt. Ich wäre dankbar, wenn diese unterschiedlichen Interpretationen klargestellt würden.

Weller, Tübingen: In diesem Sinne: „Eine weite Indikation ist gerechtfertigt" habe ich die Empfehlungen interpretiert, im Gegensatz zur juristischen Interpretation als Notwendigkeit oder Therapiestandard.

Carstensen, Mülheim: Wenn Sie zu dieser weiten Indikation neigen, Herr Eigler und Herr Weller, dann müssen Sie natürlich auch bereit sein, persönlich den Vorwurf der mangelnden Sorgfalt in Kauf zu nehmen, wenn nach einem Bagatelltrauma mit Immobilisation der Extremität im Behandlungsverlauf eine Venenthrombose auftritt. Im umgekehrten Fall muß man diese liberale Indikationsstellung dann auch jedem anderen Arzt zugestehen, der bei hohem Thromboserisiko auf die medikamentöse Thromboseprophylaxe verzichtet.

„Bagatelltrauma" und „Immobilisation" bieten auch einen weiteren Spielraum der Interpretation. Dennoch sind zahlreiche Fälle aktenkundig, in denen ein Bagatelltrauma oder ein minimaler Eingriff am Kniegelenk, ein Gipstutor oder eine straff angelegte elastische Binde vom Fuß bis zum Kniegelenk ausgereicht haben, um eine bedrohliche tiefe Beinvenenthrombose entstehen zu lassen.

Auch wenn sonst keine besonderen Risikofaktoren hinzutreten, kann auch ein Bagatelltrauma und/oder die Immobilisation des Kniegelenkes durch Gips- oder Stützverband genügen, eine lebensbedrohliche tiefe Beinvenenthrombose zu verursachen. Andererseits kann eine adäquate Thromboseprophylaxe sie verhindern: Es ist erwiesen, daß durch die Low-dose-Thromboembolieprophylaxe mit Heparin die Inzidenz tiefer Beinvenenthrombosen um 60 bis 70% und diejenigen letaler Lungenembolien auf 0,1% gesenkt werden kann. Es ist eine schwerwiegende, verantwortungsvolle Entscheidung, auf eine wirksame, praktikable, medikamentöse Prophylaxe, die keine wesentlichen Nebenwirkungen besitzt und keine häufigen Laborkontrollen erfordert, leichtfertig zu verzichten und den Patienten einem unnötigen Risiko auszusetzen, das er bei gleicher Sachkenntnis für sich selbst wohl niemals in Kauf nehmen würde.

Weller, Tübingen: Herr Carstensen, Sie haben in Ihrem Referat dargestellt, daß es sich bei den 101 Fällen der Ärztekammer Nordrhein in der Mehrzahl um nichterkannte und daher auch nicht adäquat behandelte Thrombosen, Phlebothrombosen oder falsch diagnostizierte Fälle handelt. Das ist doch ein ganz anderes Problem. Es geht hier um die Zahl der auftretenden Komplikationen dieser Art bei einer nicht durchgeführten Thromboseprophylaxe.

Koppenhagen, Berlin: Es ist doch so: Wir wissen alle, daß trotz medikamentöser Prophylaxe eine Thrombose entstehen kann. Aber wenn Sie die Prophylaxe eingeleitet haben, und es tritt trotzdem eine Thrombose auf, dann können Sie mit der von Ihnen angeordneten Prophylaxe jederzeit den Nachweis führen, daß Sie die gebotene Sorgfalt beachtet haben. Dann kann Ihnen niemand eine Grube graben. Stimmt es, Herr Schreiber?

Schreiber, Göttingen: Ich würde die Indikation nicht in dem verdünnten Sinne verstehen, daß man sich selbst durch eine generelle Thromboseprophylaxe gegen jeglichen Vorwurf der Sorgfaltspflichtverletzung absichert und dieselben Argumente auch dazu benutzt, sich gegenüber der Krankenkasse zu rechtfertigen. Nach allem, was ich bisher über ärztliche Indikationen gelesen habe, ist es nicht so, daß der Arzt in allererster Linie daran denkt, sich selbst durch Verordnung der Thromboseprophylaxe vor Behandlungsfehlervorwürfen oder Regreßansprüchen zu schützen und außerdem die Bezahlung seiner ärztlichen Leistungen sicherzustellen. In erster Linie macht er seine Entscheidung davon abhängig, daß die Verordnung der Thromboseprophylaxe das ärztlich richtige, medizinisch indizierte Verhalten ist. In den Zahlen, die Herr Koppenhagen und Herr Korninger vorgestellt haben, ist doch eine deutliche Minderung des Thromboserisikos bei medikamentöser Prophylaxe auszumachen. Über die Art der medikamentösen Prophylaxe kann man ja streiten, aber es gibt doch, wenn ich es recht sehe, ganz eindeutige Kriterien für eine Indikation, ohne deswegen gleich nach dem Kadi zu rufen und die Forderung aufzustellen, jeden Arzt anzuklagen und zu verurteilen, der nicht genauso handelt und seine Indikation nicht genauso stellt. Ein Vortrag macht keinen Standard und eine Expertenresolution schafft ebenfalls keinen Standard, wenn sich dagegen relevanter Widerspruch erhebt. Nur, mir scheint, daß dieser relevante Widerspruch gegen die Indikation zur ambulanten Thromboseprophylaxe bislang nicht erhoben wurde, im Gegenteil.

IV. Wie läßt sich das Thromboserisiko als begründete Indikation zur ambulanten Thromboseprophylaxe im Einzelfall abgrenzen?

Beitrag aus dem Publikum: Das, was jetzt hier im Augenblick passiert, ist im Grunde genommen eine Bewußtmachung des Problems, die im stationären Bereich vor zwölf Jahren begonnen hat. Wenn man der Meinung ist, daß die Risikogruppen, die angesprochen wurden, vorhanden und erkennbar sind, dann kann man dem einzelnen Arzt seine individuelle Entscheidungsmöglichkeit lassen. Das bedeutet aber, das Problembewußtsein im ambulanten Bereich zu stärken, ohne dafür gleichzeitig eine definitive juristische Festlegung zu treffen, da auch der Patient mit ausgewiesen niedrigem Thromboembolierisiko mit oder ohne Prophylaxe eine Thrombose und eine letale Lungenembolie erleiden kann, deren Inzidenz allerdings unter 0,1% liegt.

Weller, Tübingen: Auch im stationären Bereich führen wir ja keine generelle Thromboseprophylaxe durch. Wie Herr Eigler vorher mit Recht gesagt hat, besteht doch nicht bei jedem Patienten - zum Beispiel nach Strumaresektion - die Indikation zur Thromboseprophylaxe. Aber das Krankengut, das wir im Augenblick ansprechen, hat ein sehr viel niedrigeres Thromboserisiko als der Patient, der notfallmäßig oder elektiv an der Hüfte operiert wird und ohne Zweifel eine Thromboseprophylaxe benötigt.

Frage aus dem Publikum: Wir betreiben in der Traumatologie eine generelle Thromboseprophylaxe bei nahezu allen stationären Patienten. Wegen der angespannten Bettensituation werden diese Patienten häufig am vierten bis fünften Tag entlassen. Welchen Sinn macht es, eine Thromboseprophylaxe für vier bis fünf Tage durchzuführen, wenn diese danach nicht fortgesetzt wird? Der Patient bewegt sich unmittelbar poststationär bestimmt nicht mehr und nicht weniger als während des stationären Aufenthaltes. Er läuft aber meines Erachtens dasselbe Risiko einer Thromboseentstehung wie im stationären Bereich.

Weller, Tübingen: Ihre Frage betrifft jetzt die poststationäre Fortsetzung der primär begonnenen stationären Thromboseprophylaxe. Darüber kann man diskutieren. Es geht mir jetzt vielmehr um die „Bagatellverletzungen", wie zum Beispiel den Patienten mit der leichten Distorsion eines Sprunggelenkes, der direkt nach dem Unfall in die Ambulanz kommt und dort mit einem Zinkleimverband oder einer elastischen Binde versorgt wird. Für diesen etwa 40jährigen Patienten ohne Risikofaktoren ist das Thromboseembolierisiko niedrig und die Nutzen-Risiko-Abwägung der Thromboseprophylaxe zumindest fraglich.

Koppenhagen, Berlin: Ich muß jetzt einmal ganz klarstellen: Ich bin einerseits überzeugt, daß die Tendenz dorthin geht, daß wir alle eine ambulante Thromboembolieprophylaxe durchführen. Wir müssen andererseits jetzt aber einen Kompromiß suchen, der von einer Empfehlung weggeht, die alle ambulanten Unfallpatienten über einen Leisten schert. Ich glaube nicht, daß wir gegenwärtig über spezielle Indikationen diskutieren sollten, weil die Ergebnisse laufender Studien in Klinik und Forschung noch nicht für eine generelle Thromboseprophylaxe sprechen. Wir müssen jedoch überlegen, daß eine gewisse Notwendigkeit zur ambulanten Thromboseprophylaxe besteht. Wie können wir das einvernehmlich für alle formulieren, so daß dann noch Spielraum vorhanden ist?

V. Welche Gründe sprechen aus medizinischer Sicht gegen die ambulante Thromboseprophylaxe?

Korninger, Wien: Mit der typischen Klarheit des Juristen hat Herr Schreiber gesagt, er sehe keinen Grund, eine Thromboseprophylaxe nicht zu geben. Ich sehe die Thrombozytopenie und Wundhämatome bei konventioneller Heparintherapie. Über die Häufigkeit der anaphylaktischen Thrombozytopenie gibt es in der Literatur keine verläßlichen Zahlen. Einige Autoren beziffern die Inzidenz mit 0,25%. Ich habe vier derartige Fälle in 2,5 Jahren im Lorenz-Böhler-Krankenhaus diagnostizieren können. Das ist sozusagen die andere Seite, die Seite der Komplikationen der Thromboseprophylaxe, über die wir natürlich auch diskutieren müssen.

Schmit-Neuerburg, Essen: Man sollte diese seltenen und keineswegs gravierenden Komplikationen, die im übrigen für die konventionelle Heparinisierung, nicht aber gleichermaßen für die niedermolekularen Heparine gelten, nicht weiter diskutieren, weil sie für die von Herrn Koppenhagen mit Recht geforderte einvernehmliche Abgrenzung der Indikationsstellung keine Bedeutung haben. Das gilt auch für die heute schon mehrfach zitierten Bagatellverletzungen – zum Beispiel Zehenfrakturen oder Sprunggelenksdistorsionen ersten Grades, die mit einem Tape-, Zinkleim- oder Kompressionsverband gut versorgt sind und ohne Risikofaktoren in die Patientengruppe mit niedrigem Thromboembolierisiko gehören. Für diese Patientengruppe ist die Nutzen-Risiko-Abwägung der Thromboseprophylaxe nur fraglich positiv, weil der Nutzen durch Studien nicht belegt und allenfalls forensisch begründet ist.

Es geht hier um unfallchirurgisches Krankengut mit frischen Verletzungen der unteren Extremitäten, deren Schweregradskala von erheblichen Weichteilquetschungen und zweit- bis drittgradigen Sprunggelenksdistorsionen bis zu Bandrupturen, einfachen Frakturen und Kniebinnenverletzungen reicht. In der Mehrzahl dieser Fälle ist weder eine Operation noch eine stationäre Aufnahme erforderlich. Die Verletzungen können meist konservativ durch Ruhigstellung im Unterschenkelgipsverband oder Gipstutor und häufige Hochlagerung zwecks Abschwellung der verletzten Extremität behandelt werden. In allen genannten Fällen besteht auch in Abwesenheit zusätzlicher Risikofaktoren ein signifikantes Thromboembolierisiko durch die Verknüpfung der thrombogenen Faktoren, Gewebstrauma und Immobilisation im Gipsverband.

Für diese Patienten besteht eindeutig die Indikation zur ambulanten Thromboseprophylaxe, vorzugsweise durch Selbstinjektionen niedermolekularer Heparine, die sich im übrigen durch bessere Verträglichkeit gegenüber Thrombozyten, weniger Einfluß auf den Fettstoffwechsel bei nachgewiesener Wirksamkeit und Entbehrlichkeit häufiger Laborkontrollen auszeichnen.

Wenn zusätzlich zu der Verletzungsskala an den unteren Extremitäten weitere Risikofaktoren hinzukommen, besteht umso mehr die Indikation zur Thromboseprophylaxe. Bei durchschnittlichem unfallchirurgischem Krankengut besteht demnach die Indikation zur ambulanten Thromboseprophylaxe für etwa 60 bis 70% der Patienten mit frischen Verletzungen der unteren Extremtitäten.

Rudofsky, Essen: Ich habe versucht, den Traumatologen einen Ball zuzuwerfen, daß nicht jeder Gipsverband auch eine Thrombose macht und daß nicht jede Thrombose durch einen Gipsverband entsteht. Es gibt die verletzungsbedingte Thrombose, wo ausgehend von der schweren Sprunggelenksdistorsion die Thrombose nach oben steigt. Andererseits gibt es einen völlig anderen Thromboseentstehungsmechanismus, bei dem fernab vom Ort der Gewalteinwirkung eine Thrombose entsteht. Über den Zusammenhang Verletzung, Knochentrauma, Venentrauma und Thrombose ist man sicherlich noch im unklaren. Wir wissen aber, daß diese Fernthrombosen sehr häufig bei den Patienten mit zusätzlichen Risikofaktoren und vor allem mit Schädigung des venösen Systems auftreten. Wenn ich jedoch weiß, daß diese Risiken bestehen und daß zusätzlich Venenschäden vorhanden sind, dann muß ich den Patienten komplexer schützen.

Reilmann, Braunschweig: Herr Rudofsky hat auf die Komplexität der Thromboseentstehung hingewiesen. Wie Herr Schmit-Neuerburg schon ausgeführt hat, müssen wir außerdem einen großen Pool ambulanter Patienten mit unterschiedlichsten Verletzungen hinzufügen. Dadurch wird die Gruppe der Kandidaten für eine Thromboseprophylaxe so inhomogen und unübersichtlich, daß wir gezwungen sind, im vorgegebenen Rahmen der „Empfehlungen" die ärztliche Entscheidung in jedem Fall ganz individuell zu treffen, solange noch keine ausreichenden randomisierten Studien vorliegen, die uns eine mehr pauschalierte Verordnung der Thromboseprophylaxe ermöglichen.

Frage aus dem Publikum: Es ist ja ganz klar, daß uns Herr Schreiber und Herr Carstensen in die Richtung der ambulanten Thromboseprophylaxe drängen. Aber es gibt offensichtlich ein gewisses Risiko, dadurch einen Therapieschaden zu verursachen und erst recht angeklagt zu werden. Müssen wir, wenn wir eine ambulante Thromboseprophylaxe einleiten wollen, dieses Risiko durch gründliche Anamnesen und umfangreiche Laboruntersuchungen vorher abklären, oder ist das nicht erforderlich?

Korninger, Wien: Was hier not täte, wäre eine genaue Abklärung der Daten, so daß man sagen könnte, bei jenen Verletzungen, bei denen das Thromboserisiko über 2,7% oder so liegt, soll man eine Thromboseprophylaxe durchführen. Denn dann ist das Embolierisiko immer höher als das Nebenwirkungsrisiko. Allerdings kenne wir diese Daten noch nicht genau. Auf jeden Fall muß eine orale Antikoagulantientherapie kontrolliert werden. Genauso muß man bei der Heparin-Thrombozytopenie die Möglichkeit auf jeden Fall im Kopf behalten, ohne sie zu hoch zu bewerten. Es gibt auch Patienten, die ich zu Hause heparinisiere. Bei einer Zehenfraktur würde ich allerdings nicht heparinisieren, obwohl man das vermutlich auch tun könnte oder sollte.

Weller, Tübingen: Das können Sie nicht so ohne Kommentar im Raum stehen lassen. Sie haben vielleicht eine Fußverletzung mit einer Zehenfraktur, die Sie im Gipsverband ruhigstellen müssen; dann haben Sie schon eine ganz andere Situation. Deshalb ist es immer schwierig, solche Aussagen zu machen. Also, ich mag grundsätzliche Aussagen überhaupt nicht!

Rudofsky, Essen: Zur medikamentösen Therapie der Prophylaxe ist natürlich zu sagen, daß die Marcumar®-Behandlung eine der schwerwiegendsten Therapieformen der inneren Medizin ist. Ob sie in der Thromboseprophylaxe einen Sinn macht, muß ich hier offenlassen. Es sollte aber jeder wissen, daß Marcumar® eines der kritischsten Medikamente ist, bei denen man sehr auf der Hut sein muß. Wenn ich auf der Hut bin, passiert wenig. Dasselbe gilt auch für das Heparin und die Heparinüberempfindlichkeit. Wir wissen, daß am fünften, sechsten bis achten Tag eine Heparinüberempfindlichkeit auftreten kann. Diese erkennt man an der abnehmenden Thrombozytenzahl. Also muß ich diese einmal wöchentlich kontrollieren.

Weller, Tübingen: Herr Koppenhagen, wie groß ist das Risiko eines Therapieschadens bei den niedermolekularen Heparinen? Wir wissen, und das wurde von Ihnen ausgeführt, daß zwischen den niedermolekularen Heparinen ja ganz prinzipielle Unterschiede bestehen.

Koppenhagen, Berlin: Die niedermolekularen Heparine erlauben eine Einmalapplikation bei gleicher oder sogar besserer Wirksamkeit gegenüber 3mal 5000 I.E., konventionellem Heparin. Außerdem zeichnen sich die niedermolekularen Heparine auch bei Langzeitprophylaxe durch bessere Verträglichkeit aus. Aufgrund zahlreicher klinischer Studienergebnisse aus der operativen

Medizin, die als Zielkriterium die Thromboserate und die Nervenwirkungen – insbesondere Blutungskomplikationen – untersuchten, kann zusammenfassend festgestellt werden, daß niedermolekulares Heparin sowohl in der stationären als auch in der ambulanten Dauerprophylaxe wirkungsvoll und bequem eingesetzt werden kann.

VI. Welche Bedeutung haben Gipsverbände an der unteren Extremität für die Immobilisation und Thromboseentstehung?

Bemerkung aus dem Publikum: Als Chirurg muß man sich darüber Rechenschaft ablegen, daß nicht das Trauma allein entscheidend für die Thromboseentstehung ist, sondern daß unsere therapeutischen Maßnahmen – insbesondere die Immobilisation – wesentlich zum erhöhten Thromboserisiko beitragen. Wir haben in Duisburg lange diskutiert und als Referenzgruppe unsere Paraplegiker phlebographiert, die keine klinisch evidenten Thrombosen aufwiesen. Durch die Phlebographie haben wir viele Thrombosen festgestellt. Es handelte sich dabei überwiegend um Venenthrombosen fernab von den Verletzungen durch direkte Gewalteinwirkung.

Rudofsky, Essen: Das Beispiel ist nicht gut übertragbar auf den Verletzten mit Immobilisation einer unteren Extremität im Gipsverband, denn diese haben ja Muskeleigenbewegungen. Ich möchte davor warnen, Analogieschlüsse zwischen Paraplegikern oder Schlaganfallpatienten und traumatisierten Patienten mit Extremitätenverletzungen zu ziehen.

Weller, Tübingen: Gerade im Hinblick auf diese Zusammenhänge habe ich schon einleitend hervorgehoben, wie wichtig es ist, daß die Patienten im Gipsverband möglichst schnell zur Belastung und Muskelanspannung und zum Gehen kommen, damit durch die Belastung und Muskelanspannung eine Art physikalischer Thromboseprophylaxe erreicht wird.

Rudofsky, Essen: Aber, Herr Weller, darf ich dazu direkt etwas sagen: Da stoßen wir im Grunde genommen auch in das Horn, das von Herrn Schmit-Neuerburg geblasen wird: Er sagt, bei immobilen Patienten, ob stationär oder ambulant, mit einer verminderten oder aufgehobenen Beweglichkeit der verletzten Extremität ist es sinnvoll, eine ambulante Thromboseprophylaxe durchzuführen.

Schmit-Neuerburg, Essen: Jeder Ober- oder Unterschenkelgipsverband bedeutet die Immobilisation der Extremität, auch als Gehgipsverband. Auch der Gipstutor immobilisiert die Extremität, nämlich das Kniegelenk. Obwohl Muskelaktionen im Gehgips stattfinden, ist die Teilimmobilisation im Gehgips geeignet, an der Entstehung thromboembolischer Komplikationen mitzuwirken.

Spannagel, Würzburg: Ich muß Herrn Weller etwas widersprechen und auch ergänzen, insbesondere wenn Sie sagen, daß „Bagatellverletzungen" ein niedriges Thromboembolierisiko haben. Wir haben gegenwärtig eine der dringend benötigten Studien laufen zur Thrombosehäufigkeit von ambulanten Patienten mit Immobilisation einer unteren Extremität im Gipsverband. Die Zwischenergebnisse haben wir kürzlich auf dem Phlebologenkongreß in Darmstadt präsentiert: Wir haben bei leichtesten Verletzungen wie Distorsionen, die im Gipsverband immobilisiert wurden, eine Thromboseinzidenz von fast 9% und bei konservativer Frakturbehandlung eine Inzidenz von fast 24% registriert.

Weller, Tübingen: Wieviel Fälle übersehen Sie und haben Sie mittels Fibrinogentest und Phlebographie genau kontrolliert?

Spannagel, Würzburg: Wir haben 170 Patienten untersucht. Diese 170 Patienten wurden in zwei Gruppen randomisiert. Die eine Hälfte erhielt eine Thromboseprophylaxe mit niedermolekularem Heparin, die andere Gruppe wurde ohne Thromboseprophylaxe ambulant behandelt. Alle Patienten wurden nach Abnahme des Liegegipsverbandes mittels Kompressionssonographie untersucht. Dieses Verfahren wird von unseren Kollegen Habscheid an der Medizinischen Universitätsklinik Würzburg sehr gut beherrscht, die Sensitivität und Spezifität beträgt jeweils etwa 97%. Alle verdächtigen Befunde wurden phlebographisch bestätigt. Soviel zum Thromboserisiko bei ambulanten unfallchirurgischen Patienten. Am Endergebnis wird sich wahrscheinlich nicht mehr viel ändern. Das bisherige Resümee wird darauf hinauslaufen, daß eine generelle Thromboseprophylaxe auch bei ambulanten unfallchirurgischen Patienten mit Gipsverband gefordert werden muß.

Weller, Tübingen: Sie wissen, daß in Tübingen schon vor Jahren eine solche Studie gemacht worden ist. Diese hat im Grunde genommen auch eine erhöhte Rate klinisch stummer Venenthrombosen ergeben. Ich glaube daher, daß bei vielen unserer Patienten, die tatsächlich thrombotische Venenverschlüsse haben, diese zu keinerlei Reaktionen führen und klinisch folgenlos bleiben.

VII. Wie ist die ambulante Thromboseprophylaxe durchzuführen?

Reilmann, Braunschweig: Man muß zwei Gruppen unterscheiden: Eine Gruppe, die poststationären Patienten, hat man gut im Griff, weil man sie aus der stationären Behandlung kennt. In dieser Gruppe haben wir sehr gute Erfahrungen mit dem Training zur Selbstinjektion gemacht, ähnlich wie beim Diabetiker. Bei 10 bis 20% der Patienten schalten wir die Gemeindeschwester über den Hausarzt oder die Angehörigen mit ein, die die Injektion durchführen, und das klappt in der Regel ganz gut. Die Compliance ist, wie von Herrn Kaufner publiziert, 90%.

Das größere Problem ist der rein ambulante Patient, den wir in der Klinik nur einmal sehen, sehr oft nachts oder am Wochenende. Viele Patienten kommen mit einer Bagatellverletzung in die Klinik, weil die Praxen geschlossen sind. Bei diesen ist es nur möglich, eine einfache Empfehlung zur Thromboseprophylaxe mit auf den Weg zu geben. In Fällen, in denen wir ein hohes Risiko annehmen, bestellen wir die Patienten gegebenenfalls zur Injektion wieder ein.

Weller, Tübingen: Nun sind Sie in einem großen, schwierigen Dilemma. Nämlich, daß der Versicherungsträger Ihnen Schwierigkeiten macht, weil sie als Klinikärzte Patienten für die nächsten zwei, drei Tage nicht wieder einbestellen dürfen. Sie können sie jedoch einmal notfallmäßig einbestellen, aber dann in den folgenden Tagen nicht mehr. Sie müssen vielmehr sicherstellen, daß der Hausarzt in der Folgezeit die Thromboseprophylaxe fortführt.

Reilmann, Braunschweig: In meiner Klinik mache ich es - ob ich es bezahlt bekomme oder nicht - so, daß ich jedem Patienten mit Gipsverband ein Gipsmerkblatt mitgebe und ihn am nächsten Tag zur Gipskontrolle wieder einbestelle.

Weller, Tübingen: Dagegen ist auch nichts einzuwenden. Das haben wir alle geregelt. Wir haben auch geregelt, daß wir den Patienten noch einmal zur Gipskontrolle einbestellen dürfen, aber in der Folgezeit dann nicht mehr.

Reilmann, Braunschweig: Ja, aber damit kann ich doch während der ersten zwei Tage gewährleisten, daß ich das niedermolekulare Heparin zweimal injizieren kann. Dann ist das Wochenende beendet, und der Hausarzt, für den ich einen Zettel mitgebe, kann die Behandlung übernehmen.

Weller, Tübingen: Ich glaube, daß das unter optimalen Bedingungen auch möglich ist, aber in vielen Fällen einfach nicht klappt, und bei diesen kommen Sie in organisatorische Schwierigkeiten. Das muß man schon einmal ganz klar feststellen.

Schmit-Neuerburg, Essen: Es ist nicht das Problem, daß die Patienten die Selbstinjektion nicht durchführen können. Eine Schwierigkeit besteht darin, daß man die Fertigspritzen zwar verordnen kann, aber die Fortsetzung der Verschreibung durch den Hausarzt nicht gewährleistet ist. Die zweite Schwierigkeit ist ein versicherungsrechtlicher Aspekt, wenn die Kostenträger sich weigern, die Kosten für die Fertigspritzen zu übernehmen. Mit der Akzeptanz der Selbstinjektion durch die Patienten und deren Angehörige haben wir keine Probleme, auch nicht mit Nebenwirkungen und Komplikationen der Selbstinjektion.

Beitrag aus dem Publikum: Ich halte es für wenig sinnvoll, daß zum Beispiel die Rechtsprechung sagt, wir müßten eine ambulante Thromboseprophylaxe durchführen, wie dies einem Kollegen geschehen ist. Der hatte in einem Gutachten festgestellt, daß die Thromboseprophylaxe im ambulanten Zustand nicht obligat erforderlich sei. Daraufhin wurde von der Gegenpartei ein weiteres Gutachten veranlaßt, daß eine ambulante Thromboseprophylaxe obligatorisch sei. Jetzt sind wir zwar verpflichtet, die Prophylaxe auch ambulant durchzuführen, aber die Kostenübernahme durch den Versicherungsträger wird abgelehnt. Tatsächlich kommt der rasante Kostenanstieg vor allem durch die Indikationsausweitung der Heparinisierung auf Patienten der „Low-risk-Gruppe" zustande, bei der die Inzidenz lebensbedrohlicher thromboembolischer Komplikationen unter 0,1% liegt.

Weller, Tübingen: Das sind genau die Fragen, die ich auch im Hinterkopf hatte und die mich zu dem Einwand veranlaßt haben: „Wir sind ja noch gar nicht soweit, daß wir eine Empfehlung, die eine so relativ enge Eingrenzung und Forderung erhebt, herausgeben können, bevor wir nicht die Basis und die Logistik geregelt haben."

Schreiber, Göttingen: Zur Versicherungsseite haben sie völlig recht. Das ist ein ungelöstes Problem, und die Schere geht auch auf anderen Gebieten immer weiter auseinander, so daß das, was die erforderliche Sorgfalt gebietet, nur unter großen Schwierigkeiten gegenüber den Versicherungsträgern durchzusetzen ist. Hauptproblem ist das sogenannte Wirtschaftlichkeitsgebot, das die erforderliche Sorgfalt konterkariert. Auf der anderen Seite, Herr Weller, würde ich sagen, daß das, was die erforderliche Sorgfalt gebietet, möglicherweise gerade über diese Sorgfaltsanforderungen in die Logistik eingeführt werden muß. Man kann doch wohl nicht sagen: „Dann brauchen wir noch einmal ein paar Jahre, bis auch die letzte Kasse ihre Verpflichtungen begriffen hat." Vorrangig muß dann doch wohl das ärztlich Gebotene durchgesetzt werden. Mir geht es um nichts weniger, als Sie in irgendeinen überhöhten Behandlungsstandard hineinreden wollen. Aber wenn ich die Diskussion hier heute als unbefangener und unverständiger Beobachter höre, dann sehe ich eigentlich in erster Linie, daß die Nebenwirkungen der ambulanten Thromboseprophylaxe, wenn man sie unter Kontrolle hält, doch relativ gering sind im Vergleich zu den positiven Auswirkungen der Prophylaxe. Ich sehe auch das ethische Problem, das ich Sie noch bitten möchte anzusprechen, und ob Sie die Testfrage „Können Sie es verantworten, heute noch Studien zur Thromboseprophylaxe mit einer Plazebokontrollgruppe durchzuführen?" positiv beantworten.

Weller, Tübingen: Eine ambulante Studie mit dieser Fragestellung ist ethisch durchaus zu verantworten, weil die bisher untersuchte Thromboseinzidenz in der „Low-risk-Gruppe" den therapeutischen Nutzen der Prophylaxe zumindest fraglich erscheinen läßt.

Koppenhagen, Berlin: Diese Studien müssen über die Ethikkommission ja die Genehmigungsvoraussetzungen erfüllen, das heißt, die wissenschaftliche Fragestellung durch ein Gutachtergremium beurteilen zu lassen. Unter diesen Voraussetzungen ist für eine klinisch-stationäre Untersuchung natürlich keine Plazebogruppe mehr durchzusetzen; das ist gar keine Frage. Aber auf dem Gebiet der ambulanten Thromboseprophylaxe liegt sehr wenig Zahlenmaterial vor, so daß hier eine Plazebogruppe durchaus mitgeführt werden könnte, zumal der derzeitige Verbreitungsgrad einer generellen ambulanten Thromboembolieprophylaxe noch gering ausgeprägt ist.

Korninger, Wien: Ganz abgesehen davon, ist es schon per se eine ausgezeichnete Thromboembolieprophylaxe, als Patient in die Kontrollgruppe einer derartigen Studie eingebunden zu sein. Ich möchte nur noch ganz kurz auf eine Frage direkt antworten: „Was würden Sie als optimal empfehlen, wenn ich die ambulante Thromboseprophylaxe entweder mit Heparin oder mit Marcumar® durchführe?" Es ist lege artis, daß man bei dem Patienten zuerst die Kontraindikationen anamnestisch abklärt, bevor man diese Entscheidung trifft. Man muß sich dafür wirklich Zeit nehmen und alles Notwendige erfahren. Außerdem müßte man vor Beginn der Prophylaxe ein Blutbild und einen Gerinnungsstatus, bestehend zumindest aus TPZ und APPT, veranlassen. Außerdem sollte man die Thrombozyten kontrollieren.

VIII. Wann und wie lange ist es notwendig, eine ambulante Thromboseprophylaxe durchzuführen? Welche Kontrollen sind erforderlich?

Reilmann, Braunschweig: Die Thromboseprophylaxe muß am Unfalltag beginnen und bis zur vollen Mobilisierung fortgesetzt werden. Ich halte es auch für wichtig, die Thrombozyten zu kontrollieren, weil aus der Literatur insbesondere bei den unfraktionierten Heparinen schwere Fälle von Thrombozytopenie bekannt sind. Bei den niedermolekularen Heparinen ist das Risiko der Thrombozytopenie geringer, aber nicht ganz auszuschließen. Frau Haas hat in ihrer Studie die Verträglichkeit der niedermolekularen Heparine bei den ambulanten Patienten untersucht und keine Veränderungen im Gerinnungssystem oder bei den Thrombozyten gefunden. Dennoch sind einzelne Fälle bekannt geworden; wir hatten selber einen Fall von Thrombozytopenie unter Thromboseprophylaxe mit niedermolekularem Heparin. Wir empfehlen daher nach anfänglicher Testung der Thrombozyten diese während der Prophylaxe einmal pro Woche zu kontrollieren.

Rudofsky, Essen: Wir empfehlen eine Thrombozytenkontrolle eine Woche nach Beginn der Prophylaxe. Ich halte eine zweite Kontrolle nach 14 Tagen für nicht erforderlich, weil bekanntermaßen die Überempfindlichkeiten zwischen dem fünften und achten Tag auftreten. Die Verringerung der Thrombozytenzahl ist dann schon am sechsten und siebten Tag nachweisbar.

Ich habe keine große Erfahrung mit der Durchführung einer ambulanten Thromboseprophylaxe bei traumatisierten Patienten. Ich überblicke aber ein angiologisches Krankengut von 6000 bis 10 000 Patienten pro Jahr seit Anfang der 80er Jahre, bei denen es sehr häufig notwendig wird, bei Kontraindikation gegen eine Marcumarisierung – zum Beispiel bei Schwangerschaft – die medikamentöse Thromboseprophylaxe in einer anderen Form zu betreiben. Das praktizieren wir seit Anfang der 80er Jahre durch Low-dose-Heparinisierung mit zwei bis drei Subkutaninjektionen täglich. Die Compliance ist bei entsprechender Patientenaufklärung sehr gut. Das Patientengespräch ist aber einer der wesentlichen Punkte: Wir klagen häufig über die schlechte Compliance und fragen nicht nach den Ursachen.

Weller, Tübingen: Haben Sie die Compliance geprüft?

Rudofsky, Essen: Ja, wir haben sie immer wieder geprüft. Das ist aber auch hinreichend bekannt. Wenn ich einem Patienten sage, „dann nehmen sie halt die Spritze mit und spritzen zu Hause, damit sie keine Thrombose kriegen", dann wird er das mit Sicherheit nicht machen. Wenn ich es ihm aber richtig erkläre und mir dafür fünf oder zehn Minuten mehr Zeit nehme, ist der Patient entsprechend aufgeklärt und erfüllt alle Voraussetzungen für eine gute Compliance.

Zur Frage nach der Dauer der Thromboseprophylaxe: Wir halten uns grundsätzlich sehr scharf an die Sechs-Monats-Grenze, insbesondere bei den Schwangeren, um nicht die Gefahr einer Osteoporose zu laufen. Ansonsten wird bei uns die Thromboseprophylaxe erst dann beendet, wenn die Extremität voll mobilisiert ist.

Seska, München: Ich sehe da große Schwierigkeiten, wenn man die Empfehlungen in die Praxis übernehmen soll. Es erfordert sehr viel Zeit und ist nicht realisierbar. Es ist nicht praktikabel. Der Patient muß es annehmen, der Arzt muß es annehmen, und der weiterbehandelnde Hausarzt muß es ebenfalls annehmen. Wir sind sehr eingegrenzt in der Aufnahme der Empfehlung.

IX. Welche Erfahrungen gibt es bereits mit der Durchführung der ambulanten Thromboseprophylaxe?

Bemerkung aus dem Publikum: Ich darf vielleicht zu diesem Punkt unsere Erfahrungen einbringen. Ich habe persönlich einigen Hundert Patienten die Empfehlungen zur ambulanten Thromboseprophylaxe ausgehändigt. Ich hatte keinerlei Probleme, weder mit der Compliance noch mit der Selbstinjektion. Das Interesse der Patienten ist schnell geweckt, wenn ich ihnen erkläre: „Eine Thrombose ist eine gefährliche Erkrankung, eine Thrombose macht nicht gleich Beschwerden, aber sie kann im Laufe von Monaten chronische Beschwerden machen bis hin zum offenen Bein.“ Dann spritzen die Patienten sich das niedermolekulare Heparin problemlos. Die Selbstinjektion führen sie dann meines Erachtens noch regelmäßiger durch, als sie vielleicht irgendwelche Tabletten einnehmen würden.

Weller, Tübingen: Ich will Ihnen das auch gerne abnehmen, aber ich habe das Gefühl, daß eine ganze Reihe Ihrer Patienten nicht rein ambulant und erstmalig in Ihre Klinik gekommen sind, vorzugsweise in der Nacht zum Sonntag oder Montag morgens um 3 Uhr und daß Sie dann gezwungen waren, die Patienten in dieser Ausführlichkeit aufzuklären. Bei den anderen Ambulanzpatienten, für die während der regulären Dienststunden mehr Zeit ist, ist es sicherlich kein Problem.

Schmit-Neuerburg, Essen: Ich meine feststellen zu können: Diejenigen, die mit der ambulanten Thromboseprophylaxe bereits Erfahrung gesammelt haben, berichten über eine überraschend gute Compliance und geringe Probleme mit der Selbstinjektion und den damit verbundenen Komplikationen. Kommunikationsprobleme mit weiterbehandelnden Ärzten und Kostenträgern gehören zur Alltagsroutine und sind nicht auf die Thromboseprophylaxe beschränkt. Im übrigen sind die „Empfehlungen zur ambulanten Thromboseprophylaxe“ kein Gesetz oder Dogma, sondern ein auf wissenschaftliche Erkenntnis und klinische Erfahrung gegründetes Memorandum, das als Ergebnis aktueller Diskussionen allen chirurgisch tätigen Kollegen zugänglich gemacht werden soll, gemäß unserem Auftrag, Schaden vom Patienten abzuwenden. Kritik, Bedenken und begründete Einwände sind willkommen und können nur dazu dienen, die Empfehlungen zu verbessern und das Bewußtsein zu schärfen.

Koppenhagen, Berlin: Ich wurde vorhin gefragt, wie man in den USA zur Thromboseprophylaxe stehe. Nach meiner Kenntnis wird dort fast keine Thromboembolieprophylaxe betrieben. Wir sind also durchaus, und das schon seit 1974/75, Promotor der gesamten Thromboseprophylaxe in der Welt.

Ich schlage also nochmals vor, daß auf der Basis der gegenseitigen medizinischen Erfahrungen folgende Hinweise und Empfehlungen gegeben werden:

„Die Immobilisation der unteren Extremität stellt bereits selbst einen Risikofaktor für die Entstehung thromboembolischer Komplikationen dar. Bei allen Patienten mit Verletzungen und operativen Eingriffen an den unteren Extremtitäten, die einer Immobilisierung bedürfen und die zusätzlich Risikofaktoren aufweisen, besteht deshalb die Indikation zu einer medikamentösen Thromboseprophylaxe, auch bei ambulanter Behandlung.“ Dann folgen im Text die Risikofaktoren.

Weller, Tübingen: Das „Besteht die Indikation“ ist mir zu scharf ausgedrückt. Ich glaube, wir sollten im Einzelfall noch mehr Freiraum lassen, und zwar aus juristischen Gründen.

Frage aus dem Publikum: Wie soll es denn heißen?

Weller, Tübingen: „Wird empfohlen.“

Carstensen, Mülheim: Wir müssen uns natürlich darüber im klaren sein, daß es schon allein durch die Immobilisation eine tiefe Venenthrombose mit einer Inzidenz von 9 bis 10% geben kann. Das muß der Arzt wissen. Hier ging es ja auch darum, nicht nur den Patienten vor Schaden zu bewahren, sondern auch den Arzt vor dem Vorwurf zu schützen, seine Sorgfaltspflicht verletzt zu haben.

Weller, Tübingen: Ja, Herr Carstensen, das war auch der Ausgangspunkt meines gesamten Plädoyers. Wir dürfen uns nicht selbst die Schlinge um den Hals legen, die uns dann eventuell zugezogen wird, nur weil wir uns nicht genau überlegt haben, wie wir eine solche Empfehlung formulieren sollen, das heißt, daß wir nicht voreilig eine Formulierung wählen sollten, in die wir uns selber verstricken.

Schlußwort

Weller, Tübingen: Meine Damen und Herren, ich glaube, wir könnten jetzt immer weiter diskutieren und würden uns schließlich im Kreise drehen. Ich bin persönlich noch nicht so überzeugt, daß ich mich in der Lage sehe, eine „Empfehlung zur ambulanten Thromboseprophylaxe“ aufgrund der heutigen Diskussion herauszugeben. Ich möchte aber einige Schwerpunkte erwähnen, die bis jetzt unstrittig sind:

1. In der ambulanten Behandlung verletzter Patienten sollten wir uns noch mehr bemühen, den Einzelfall exakt zu eruieren und zu beurteilen hinsichtlich des Schweregrades der Verletzung und allgemeiner Risiken, die im Individualfall eine Thromboseprophylaxe erforderlich machen.
2. Wir sollten verstärkt evaluieren, ob und in welchem Ausmaß die Immobilisierung einer Extremität überhaupt erforderlich ist. Ein gut angelegter Gipsverband mit einer frühzeitigen Gehbelastung ist für mich zum Beispiel weniger gefährdend als eine schlechte und strangulierende Bandage.
3. Es wurde deutlich zum Ausdruck gebracht, daß wir in jeder Hinsicht den Patienten vermehrt über die Risiken der Venenthrombose aufklären sollten. Das gilt vor allem bei jenen Patienten, bei denen man sich entscheidet, eine Thromboseprophylaxe durchzuführen.
4. Wenn man sich zu einer Thromboseprophylaxe entschließt, ist eine exakte Aufklärung über den Verlauf und den Ablauf dieser Maßnahme und deren Fortführung in der Folgezeit erforderlich. Gleichzeitig muß der behandelnde Arzt die erforderlichen Kontrollen und die Dauer der Thromboseprophylaxe festlegen.
5. Der Arzt muß sich im Rahmen des Aufklärungsgespräches auch davon überzeugen, ob der Patient die Thromboseprophylaxe, die ihm angeraten wird, tatsächlich selbst durchführt oder wer ihm dabei behilflich ist.

Zusammenfassend habe ich in dieser Diskussion den Eindruck gewonnen, daß ich mich nicht damit vertraut machen konnte, eine allgemeine generelle Thromboseprophylaxe für alle ambulanten Patienten zu vertreten. Ich unterstütze vor allem die aufgrund gewissenhafter Prüfung im Einzelfall getroffene Entscheidung des Arztes. Zur Frage der kassenärztlichen Abrechnung ist es erfahrungsgemäß so, daß vom Wissenschaftlichen Beirat der Bundesärztekammer nach exakter Prüfung und Entscheidung offiziell Richtlinien zur Durchführung der ambulanten Thromboseprophylaxe festgelegt werden, an die sich auch die Kassenärztliche Vereinigung in aller Regel hält.

Meine Damen und Herren, ich bedanke mich bei allen Referenten, bei allen Diskutanten und bei denen, die an unserer Diskussion mit so großem Interesse teilgenommen haben. Damit schließe ich die Diskussionsrunde.

Schmit-Neuerburg, Essen: Ich danke Herrn Weller für die verantwortungsvolle und liberale Leitung der Diskussion über die ambulante Thromboseprophylaxe in der Unfallchirurgie. Ich begrüße das vorsichtig formulierte Resümee der heutigen Diskussion als wertvolle Ergänzung der von den hier anwesenden Referenten formulierten „Empfehlungen zur ambulanten Thromboseprophylaxe".

Ich schließe das Symposium und wünsche allen Anwesenden eine unfallfreie Heimfahrt.

Anhang 1 Merkblatt für Patienten mit Gipsverband an den unteren Extremitäten [mod. n. Eingartner et al. 1995]

Sehr geehrte Patientin,
sehr geehrter Patient,

Sie haben eine Verletzung erlitten, die eine Ruhigstellung des Beines in einem Gipsverband erforderlich macht.
Die Behandlung mit einem Gipsverband kann gelegentlich mit Komplikationen (z.B. Enge durch Schwellung, Druckstellen, Störungen der Durchblutung und Nervenversorgung) verbunden sein.
Bei Besonderheiten sollten Sie deshalb sofort unsere Ambulanz oder einen anderen Arzt aufsuchen (auch außerhalb der üblichen Sprechzeiten, sonn- und feiertags).
Wir möchten Sie insbesondere auf das grundsätzlich bestehende Thromboserisiko aufmerksam machen. Bei Gesunden ist dies eher gering, kann aber durch bestimmte Risikofaktoren erhöht sein. Um diese Risikofaktoren abschätzen zu können, soll für die Krankenakte ein kurzer Fragebogen ausgefüllt werden.
Bei erhöhtem Thromboserisiko ist eine Thromboseprophylaxe angezeigt, bei welcher tägliche Injektionen von Heparin unter die Haut vorzunehmen sind. Die Gründe für die Heparin-Prophylaxe werden ebenso wie die Nebenwirkungen mit Ihnen besprochen.
Ein weiterer Schutz gegen eine Thromboseentstehung ist darüber hinaus das Beachten nachstehender Empfehlungen:
- bei Hoch- und Ruhiglagerung alle nicht im Gips eingeschlossenen Gelenke des betroffenen Beines viel bewegen,
- im Gips die Muskulatur anspannen,
- auch die gesunden Glieder bewegen,
- das Gipsbein in angeordneter Weise teilweise oder voll belasten.

Ihre behandelnden Ärzte

Anhang 2 Fragebogen für Patienten mit Gipsverband an der unteren Extremität [mod. n. Eingartner et al. 1995]

Bitte Antworten ankreuzen!

frühere Thrombose und/oder Lungenembolie	ja	nein
Thromboseneigung bei Verwandten	ja	nein
Alter über 70 Jahre	ja	nein
Alter über 40 Jahre	ja	nein
bösartige Erkrankungen	ja	nein
Übergewicht (mehr als Größe - 100 in kg)	ja	nein
ausgedehnte Krampfadern	ja	nein
„Pille“ (über 50 Mikrogramm Östrogen)	ja	nein
Operationen in den letzten 6 Monaten	ja	nein
Liegegipsbehandlung	ja	nein
Gehgipsbehandlung	ja	nein
Sonstiges		
Heparin-Gegenanzeigen (s. Beipackzettel)	ja	nein
Heparin-Prophylaxe	ja	nein
Merkblatt ausgehändigt	ja	nein

Ort, Datum Patient Arzt

3. Individuelle Risikobestimmung nach expositionellen und prädisponierenden Risiken [aus Haas, S: 1997]

Expositionelle Risiken	
Hüft-, Kniegelenksersatz ausgedehnte Malignom-OP	**hoch (3)**
Allgemeinchirurgie > 30 min Frakturen untere Extremität Liegegips	**mittel (2)**
Allgemeinchirurgie < 30 min Bandläsionen untere Extremität Gehgips Arthroskopie	**niedrig (1)**

Prädisponierende Risiken	
Thrombophilie	**1,5**
Thromboseanamnese	**1,5**
Alter > 70 Jahre	**1,5**
Alter > 60 Jahre	**1,0**
Malignom	**1,0**
Adipositas	**0,5**
ausgedehnte Varikose	**0,5**
Östrogene (> 50 µg)	**0,5**

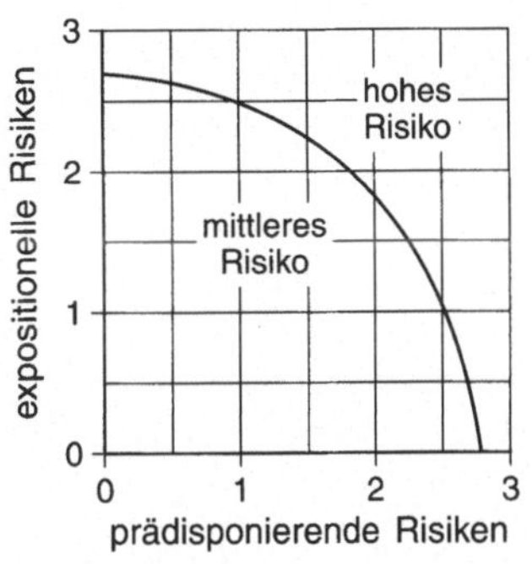

Heparine: Grundlage erfolgreicher Thromboseprophylaxe.

Thrombosen und Embolien gehören in der Klinik neben Infektionen auch heute noch zu den häufigsten Komplikationen – trotz Frühmobilisation und physikalischer Maßnahmen. Das gilt besonders für die operativen, aber auch für internistische Fachgebiete.

Beinahe jeder dritte Patient, der älter als 40 Jahre ist und sich in Narkose einem allgemeinchirurgischen Eingriff unterzieht, entwickelt während der ersten postoperativen Woche eine tiefe Beinvenenthrombose. Bei hüftchirurgischen Operationen ist sogar jeder zweite betroffen. Im Prinzip muß bei jeder Art von Immobilisation mit thromboembolischen Komplikationen gerechnet werden (siehe Grafik).

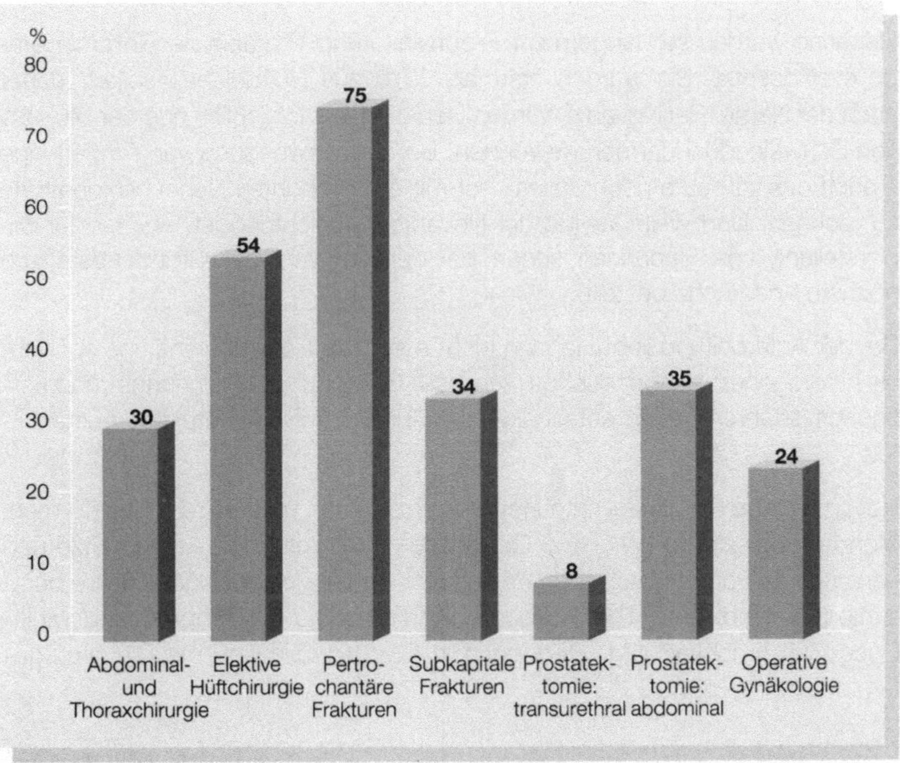

Thromboseinzidenz: prozentuale Aufteilung nach Bestimmung mit objektiven diagnostischen Methoden (Koppenhagen, K., Häring, R.: Mittlere Thromboseraten, die mit objektiven Methoden bestimmt wurden; zusammengestellt aus zahlreichen Publikationen)

Zusätzliche Risikofaktoren wie Adipositas, Nikotinabusus, Herzinsuffizienz, Varikosis, frühere Thrombosen, Malignom oder Hormontherapie erhöhen die Thrombosegefahr zusätzlich.

Patienten, bei denen eine venöse Thrombose diagnostiziert wird, müssen wegen des Risikos einer tödlichen Lungenembolie umgehend therapiert werden. Ohne therapeutisches Eingreifen droht auch die Gefahr eines postthrombotischen Syndroms. Um aber die Wahrscheinlichkeit der Entwicklung einer venösen Thrombose so gering wie möglich zu halten, sollte eine konsequente Prophylaxe durchgeführt werden. Erfahrungen aus den zurückliegenden Jahren zeigen, daß so die Thromboseinzidenz deutlich zurückgedrängt und auch bei längerer Bettlägerigkeit ein sichtbarer Schutz gewährt werden kann.

Heparine werden seit langem zur Prophylaxe und Therapie der Thromboembolie eingesetzt. Sie wurden erstmals 1916 aus Hundeleber isoliert, daher auch der Name. Bei Novartis werden Heparine ausschließlich aus der Mukosa von Schweinedünndärmen gewonnen. Bei der Verwendung von Rinderlunge – auch das ist heute noch üblich – ist mit einer erhöhten Nebenwirkungsrate zu rechnen. Und weil Qualität bei Novartis Verpflichtung ist, werden für die Herstellung von Heparinen schon bei der Auswahl der Grundsubstanzen höchste Ansprüche gestellt.

Bei der Aufarbeitung liegt Heparin nicht sofort als Reinsubstanz vor, sondern als heterogenes, artspezifisches Gemisch. Gewinnungs-, Trennungs- und Fertigungsverfahren haben entscheidenden Einfluß auf die Güte des Arzneimittels.

Novartis bietet praxisrelevante Heparinspezialitäten und Darreichungsformen: Mono-Embolex® NM (Wirkstoff Certoparin) als komfortable Fertigspritze und ganz neu als vollautomatischen Peninjektor mit versteckter Nadel für die poststationäre ambulante Thromboseprophylaxe sowie als Ampulle und Multi-Dose-Vial. Embolex® NM (Certoparin in fixer Kombination mit Dihydroergotamin) als Ampulle.

Heparine: Der aufwendige Weg der Herstellung.

Ausgangsprodukt der Herstellung von Heparin ist die Mukosa von Schweinedünndärmen, die Novartis per Bahn aus Norddeutschland bezieht. Novartis – das ist in diesem Fall die Biochemie GmbH in Schaftenau/Tirol, eine hundertprozentige Unternehmenstochter. Ihre Spezialität ist die Gewinnung der Heparin-Grundsubstanz, die dann bei Novartis zum gebrauchsfertigen Präparat weiterverarbeitet wird (siehe Abb.).

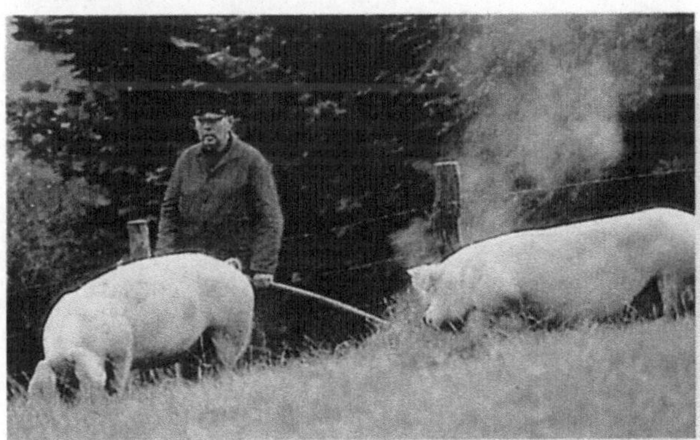

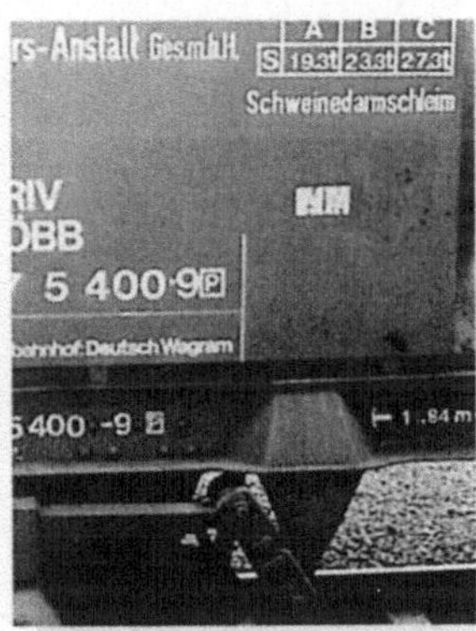

Der Weg beginnt auf Bauernhöfen in Norddeutschland (links). Anlieferung der Mukosa von Schweinedünndärmen nach Schaftenau/Tirol (rechts)

In einem ersten Produktionsschritt, der proteolytischen Verdauung der Mukosa, wird der Proteinkern abgespalten. Anschließende Aufbereitungs- und Reinigungsprozesse bei der Herstellung sind derart umfassend, daß Novartis absolute Proteinfreiheit garantiert. Nur so kann das Allergierisiko bei der Thromboseprophylaxe minimiert werden. Das gelöste Roh-Heparin wird anschließend an eine feste Matrix gebunden und von der Mukosa getrennt.

Weitere Reinigungsvorgänge, zu denen Fällungen mit organischen Lösungsmitteln, Entfärbung, Entpyrogenisierung und Entkeimung durch Filtration ebenso gehören wie die abschließende Sprühtrocknung, werden durch ständige Inprozeßkontrollen überwacht.

Schließlich sind aus einem Kilogramm Mukosa ganze 150 mg reines Heparin mit einem mittleren Molekulargewicht von 15000 Dalton geworden. Seine spezifische Aktivität liegt bei 180 - 200 I.E./mg. Dieser Wert übertrifft den vom Europäischen Arzneibuch geforderten Richtwert von 150 I.E./mg deutlich.

Qualität über dem geforderten Standard ist Voraussetzung für die Herstellung von niedermolekularen Heparinen, deren mittleres Molekulargewicht von 4200 - 6200 Dalton deutlich niedriger ist als das konventioneller Heparine.

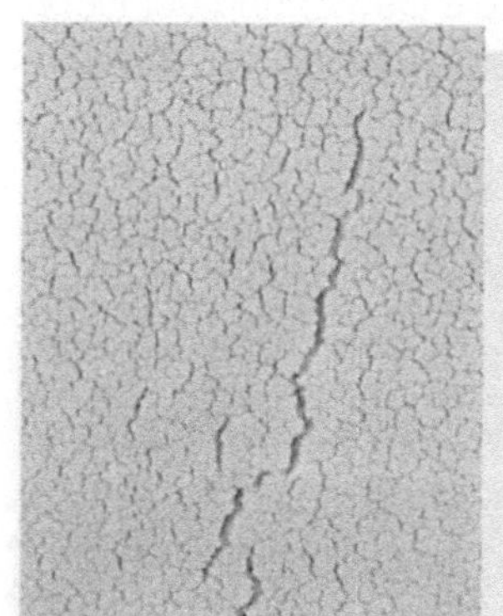

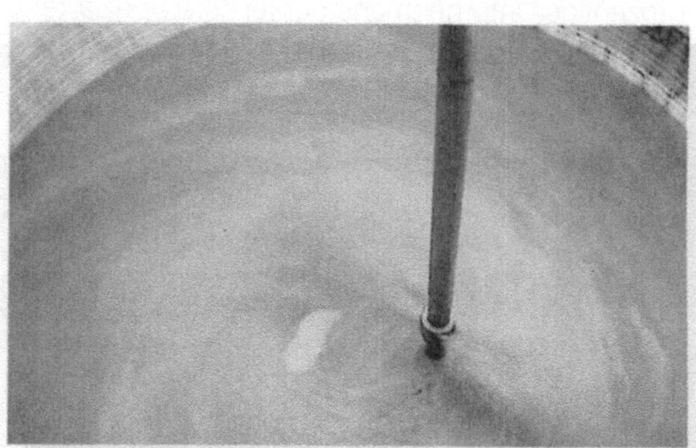

Die frische Matrix, an die Heparin gebunden wird (links); Blick in ein Reaktionsgefäß (rechts)

Das von Novartis entwickelte Herstellungsverfahren – limitierte Depolymerisierung mit Isoamylnitrit – gewährleistet, daß die für die Thromboembolieprophylaxe entscheidenden Heparinanteile in hoher Konzentration vorhanden sind. Die spezifische Aktivität des niedermolekularen Heparins von Novartis beträgt durchschnittlich 100 Anti-Xa-Einheiten/mg. Eine Einzeldosis Certoparin (Mono-Embolex® NM bzw. Embolex® NM) zur Prophylaxe thromboembolischer Komplikationen enthält garantiert 3000 Anti-Xa-Einheiten, gemessen gegen den 1. Internationalen Standard für niedermolekulare Heparine.

Auch die Weiterverarbeitung bei Novartis beginnt mit kritischen Blicken:

Nochmals werden aufwendige analytische und mikrobiologische Prüfungen des Rohstoffs und aller Hilfsstoffe sowie eine Kontrolle auf Pyrogenfreiheit durchgeführt. Die Feinfiltration mit Spezialfiltern von 0,2 µm Porengröße trennt Mikropartikel von der Heparinlösung.

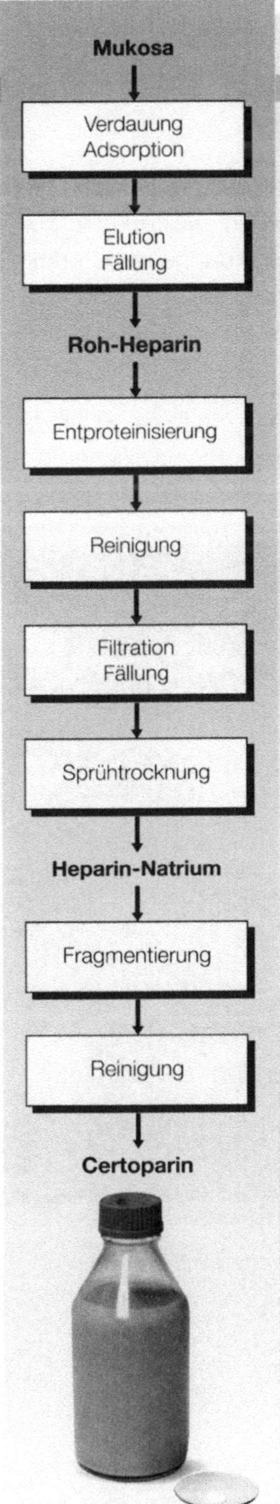

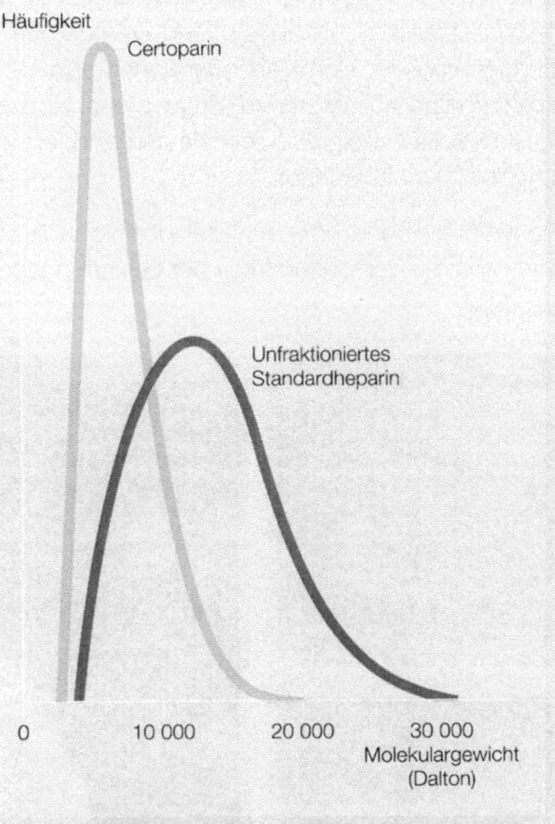

Molekulargewichtsverteilung von unfraktioniertem Heparin und Certoparin

Auf einen Blick – von der Mukosa zu Certoparin

Kern der Abfüllung ist eine leistungsfähige Kompaktanlage. Am Schluß steht die maschinelle Überprüfung. Sind Fremdstoffe vorhanden, weichen die Füllmengen von der Norm ab oder liegen andere Beanstandungen vor, erfolgt eine sofortige Aussortierung. Erst wenn alle aufwendigen Inprozeß- und Qualitätskontrollen erfolgreich durchlaufen sind, erteilt die Novartis-Qualitätssicherung die Chargenfreigabe.

Die gleichbleibend hohe Qualität der Novartis-Heparine schafft die Basis für eine optimale Berechenbarkeit der Gerinnungsparameter in der klinischen Anwendung.

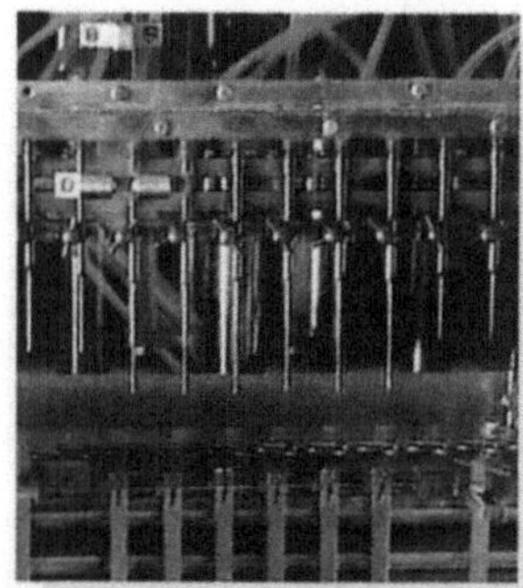

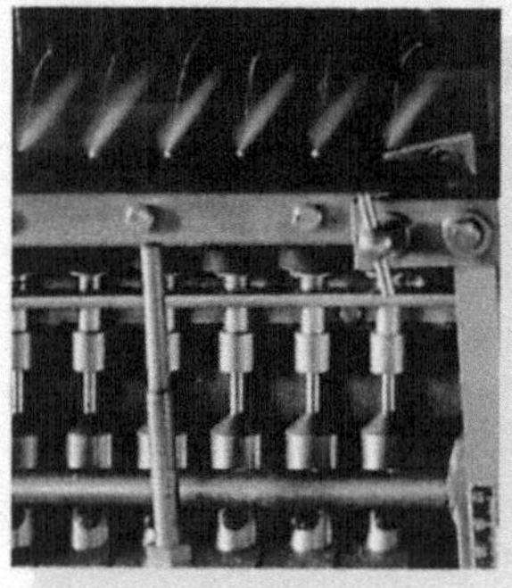

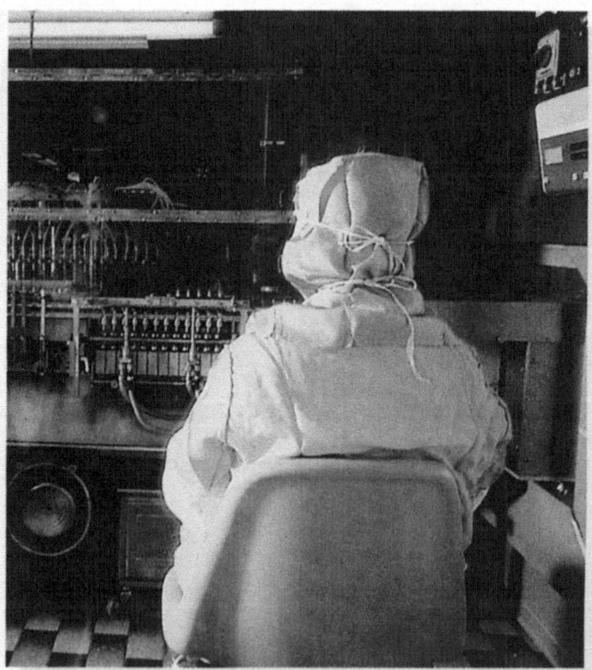

Unter gleichzeitiger Schutzbegasung werden die Ampullen in einer Kompaktanlage mit der Lösung gefüllt (oben)

Das Zuschweißen der Ampullen (unten)

Speziell geschultes Personal überwacht sämtliche Abläufe

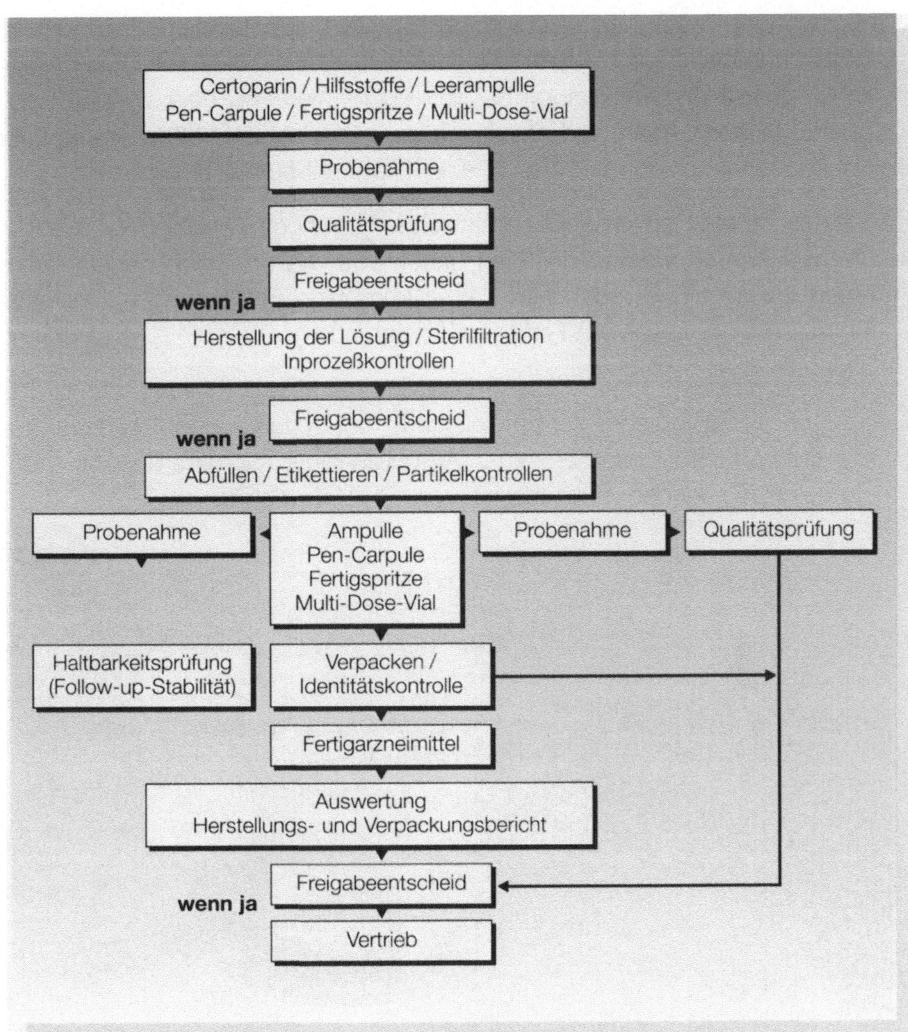

Der Weg vom Arzneistoff Certoparin zum fertigen Arzneimittel bei Novartis

Entsorgung und Recycling. Aus Sorge für die Umwelt.

Verantwortung bezieht sich nicht nur auf Qualität und Reinheit der produzierten Heparinsubstanzen, sondern auch auf eine umweltfreundliche Entsorgung aller Abfallprodukte. Dafür sorgt bei der Biochemie GmbH ein eigenes biologisches Klärwerk. Allein die Entsorgung der heparinfreien Mukosa bedarf der gleichen Klärwerkskapazität wie die einer Stadt mit 50000 Einwohnern.

Auch das Thema Recycling wird praktisch angegangen: Organische Lösungsmittel wie Aceton werden destilliert und wiederverwertet, Ionenaustauscher werden gereinigt und regeneriert. Diese komplette Entsorgung macht etwa zehn Prozent der gesamten Fertigungskosten aus.

Bei der Entwicklung umweltfreundlichen Verpackungsmaterials setzt Novartis Maßstäbe. INTUS (Integrierter Umweltschutz bei Novartis) koordiniert die Umweltaktivitäten des Unternehmens. Ampullenträger werden deshalb nicht mehr aus PVC, sondern aus recyclebarem PET hergestellt.

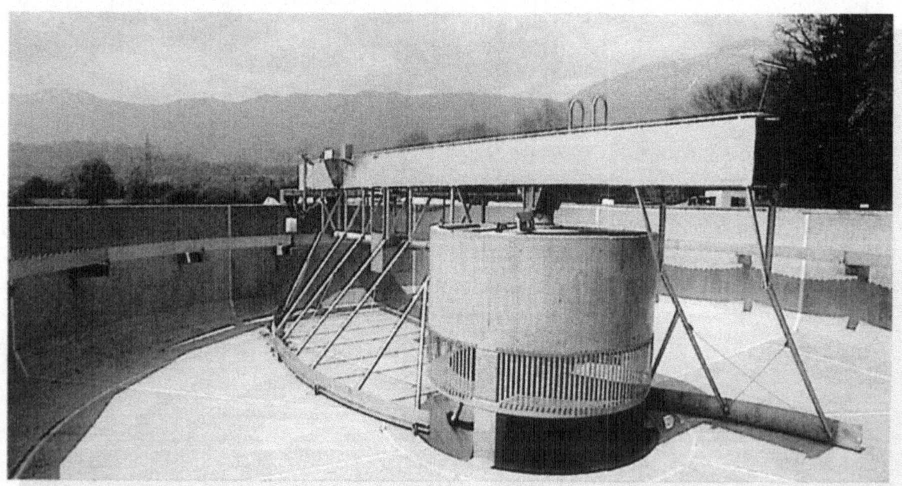

Die werkseigene biologische Kläranlage reduziert die Umweltbelastung auf das technisch mögliche Minimum

Produkte mit Profil.
Mehr als nur eine Lösung.

Die Auswahl an Novartis-Heparinen geht über den normalen Rahmen hinaus. Neben Certoparin (Mono-Embolex® NM) steht Certoparin in fixer Kombination mit Dihydroergotamin (Embolex® NM) zur Verfügung.

Therapie der Thrombose und Lungenembolie.

Die Therapie der tiefen Beinvenenthrombosen richtet sich nach dem Alter, der Lokalisation und der Ausdehnung des Thrombus bzw. dem Perfusionsausfall. Häufig wird hierzu noch unfraktioniertes Heparin verwendet. Aber auch wenn eine Thrombektomie oder Thrombolyse durchgeführt wird, ist eine anschließende Heparintherapie in in vielen Fällen indiziert.

Neuere Studien belegen die überlegene Wirksamkeit und Sicherheit von niedermolekularem Heparin auch in der Behandlung von tiefen Beinvenenthrombosen. Hier sind allerdings eine ca. vier- bis fünffach höhere Dosierung oder 200 Anti-Xa-Einheiten/kg KG/Tag s.c. bzw. 2 x 8000 Anti-Xa-Einheiten/Tag s.c. körpergewichtsunabhängig für einen Zeitraum von 10 - 14 Tagen notwendig. Ab dem 2. - 4. Tag vor Behandlungsende sollte überlappend eine orale Antikoagulation wie üblich durchgeführt werden.

Im Vergleich zu unfraktioniertem Heparin konnte eine deutliche Verbesserung des Marder-Scores bei weniger Rezidiven, und gleichzeitig geringeren Nebenwirkungen erreicht werden.

Dadurch, daß aufwendige Laborkontrollen entfallen, können Krankenhausaufenthalte häufig verkürzt bzw. unkomplizierte Fälle sogar ambulant behandelt werden.

Mono-Embolex® NM. Der wirksame 1x-Schutz.

Die Einführung des niedermolekularen Heparins ebnete den Weg zu einer effektiven, noch rationelleren Thromboembolieprophylaxe. Denn niedermolekulares Heparin muß nur noch einmal täglich appliziert werden.

Seit der Entwicklung des Radiofibrinogentests durch Kakkar 1972 und der Weiterentwicklung anderer diagnostischer Verfahren kann die Thromboseinzidenz bei unterschiedlichen Methoden der Thromboembolieprophylaxe objektiver miteinander verglichen werden. Zahlreiche Doppelblindstudien belegen die hervorragende prophylaktische Wirksamkeit von Mono-Embolex® NM.

Eine neue Studie zeigt gerade im Hochrisikobereich bei Patienten mit hüftgelenksnahen Frakturen erneut die überlegene Wirksamkeit von Mono-Embolex® NM (siehe Grafik).

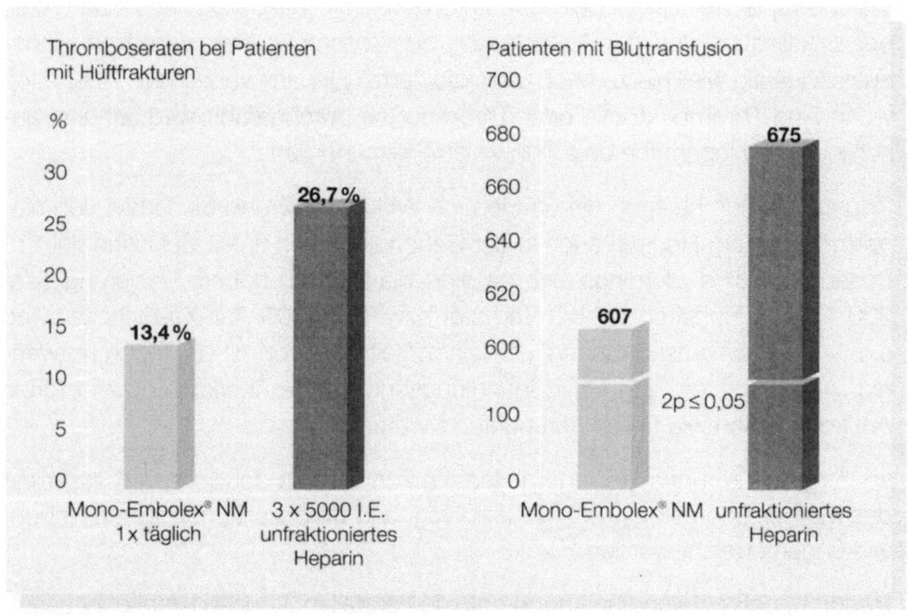

Überlegene Wirksamkeit und größere Sicherheit von Mono-Embolex® NM gegenüber 3 x 5000 I. E. unfraktioniertem Heparin

Darüber hinaus ist mit Mono-Embolex® NM keine Risikodifferenzierung notwendig, da es in der jetzigen Dosierung von 3000 Anti-Xa-Einheiten/Tag auch beim Hochrisikopatienten mit Hüftgelenksersatz vollumfänglich ausreichend ist. Eine Dosiserhöhung auf 5000 Anti-Xa-Einheiten/Tag führt zu keiner weiteren Absenkung der Thromboserate, wie zwei kürzlich abgeschlossene multizentrisch durchgeführte Studien zeigten.

In einer Multizenterstudie mit 11561 Patienten konnte daneben noch die größere Sicherheit unter Beweis gestellt werden. Unter Mono-Embolex® NM war ein signifikant geringerer Hämoglobinabfall und ein geringerer Transfusionsbedarf zu verzeichnen. Außerdem gab es weniger Nebenwirkungen, die zu einem Abbruch der Prophylaxe führten, als unter unfraktioniertem Heparin.

Weiterhin gilt als gesichert, daß unter niedermolekularem Heparin erheblich seltener heparininduzierte Thrombozytopenien vom Typ II (HIT II) auftreten als unter unfraktioniertem Heparin. Ein weiteres gewichtiges Argument für NMH.

Mono-Embolex® NM – 1x täglich – das bedeutet aber nicht nur wirksame Thromboseprophylaxe. Die 1x tägliche Applikation entlastet das Krankenhauspersonal und schafft Freiraum für andere Aufgaben. Betriebswirtschaftlich gesehen ist eine Thromboseprophylaxe mit Mono-Embolex® NM deutlich günstiger gegenüber unfraktioniertem Heparin: geringerer Personalaufwand, keine zusätzlichen Verbrauchsmaterialien und geringere Entsorgungskosten.

Für die Patienten ist die Prophylaxe mit Mono-Embolex® NM erheblich angenehmer, weil weniger Injektionen erforderlich sind und dadurch weniger Hämatome entstehen.

Mono-Embolex® NM steht als komfortable Fertigspritze und ganz neu als vollautomatischer Peninjektor mit versteckter Nadel sowie als preisgünstige Brechringampulle bzw. Multi-Dose-Vial zur Verfügung.

Embolex® NM. Der einmalige Doppelschutz.

Embolex® NM – niedermolekulares Heparin in fixer Kombination mit Dihydroergotamin – hat gegenüber niedermolekularem Heparin allein eine zusätzliche Wirkkomponente. Eine Studie von Comerota et al. bestätigt die Annahme, daß intraoperativ eine Venodilatation auftritt und daß diese mit dem Auftreten postoperativer tiefer Venenthrombosen korreliert. Diese Venodilatation wird durch das venentonisierende Dihydroergotamin pharmakologisch günstig beeinflußt. Die doppelte Wirksamkeit – einerseits antikoagulatorische Wirkung des niedermolekularen Heparins, andererseits vasokonstriktorische Wirkung des Dihydroergotamins – macht die Thromboseprophylaxe mit Embolex® NM besonders effektiv. Und dafür gibt es auch eine einfache und logische Erklärung: Je mehr Faktoren der Virchow'schen Trias beeinflußt werden, desto effektiver ist die Thromboseprophylaxe.

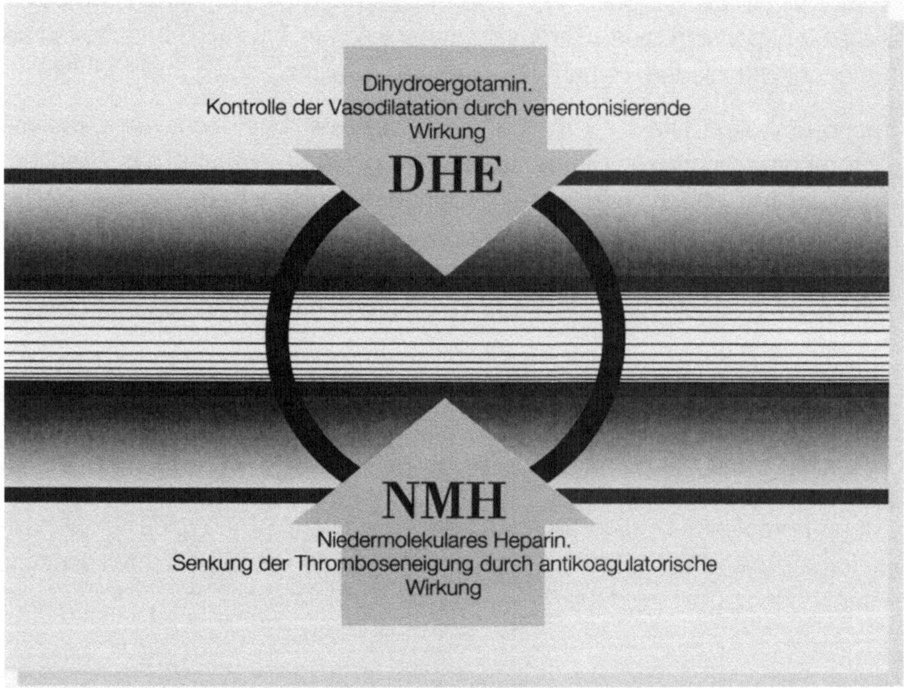

Eine weitere Studie zeigt, daß Embolex® NM in der Einmalgabe sogar dem Goldstandard der Thromboseprophylaxe, der aufwendigen aPTT-gesteuerten Heparinisierung, ebenbürtig ist. Und dies sogar bei Hochrisikopatienten mit elektivem Hüftgelenksersatz.

Auch mit Embolex® NM können die Vorteile der 1x täglichen Applikation genutzt werden.

Basisinformationen

Embolex® NM Novartis Pharma GmbH, 90327 Nürnberg

Zusammensetzung: 1 Ampulle mit 0,5 ml Injektionslösung enthält: Certoparin-Natrium in der Anti-Xa-Wirksamkeit entsprechend 18 mg des 1. Internationalen Standards für Heparin niedriger Molekülmasse; Dihydroergotaminmesilat 0,50 mg. Sonstige Bestandteile: Lidocainhydrochlorid; Propylenglykol; Glycerol; Methansulfonsäure; Natriumcalciumedetat; Wasser für Injektionszwecke. **Anwendungsgebiete:** Primäre Prophylaxe der postoperativen Thromboembolie. Zur Behandlung aktiver thrombotischer Prozesse ist Embolex® NM nicht geeignet. **Gegenanzeigen:** Heparinallergie, bekannte Überempfindlichkeit gegen Lokalanästhetika vom Amid-Typ oder einen der anderen Inhaltsstoffe, aktuelle oder aus der Anamnese bekannte allergisch bedingte Thrombozytopenie (Typ II) auf Heparin, koronare Herzkrankheit (Ruheangina, Herzinfarkt in der Anamnese), arterielle Verschlußkrankheit, schwere Lebererkrankungen, Schock, Sepsis, Schwangerschaft und Stillzeit, hämorrhagische Diathese, hämorrhagischer apoplektischer Insult, blutende Magen-Darm-Ulcera, Operationen am Zentralnervensystem, nicht eingestellte schwere Hypertonie, nach Gefäßoperationen, Gefäßverletzungen und Extremitätenverletzungen mit schwerer Weichteilschädigung. Embolex® NM ist bei mikrochirurgischen und handchirurgischen Eingriffen kontraindiziert. **Zur besonderen Beachtung:** Unter Heparin-Dihydergot® sind in seltenen Fällen Gefäßspasmen, vornehmlich in den unteren Extremitäten, beobachtet worden. Die Gefahr von Gefäßspasmen ist auch bei Embolex® NM nicht auszuschließen. Unter diesem Gesichtspunkt muß die Thromboseprophylaxe chirurgischer Patienten sorgfältig überwacht werden. Das Risiko von Spasmen besteht vor allem bei polytraumatisierten Patienten mit schweren Weichteilverletzungen, die ohnehin zu spontanen Gefäßspasmen neigen, und bei Querschnittsgelähmten, da bei diesen Patientengruppen eine erhöhte Ansprechbarkeit auf vasokonstriktorische Reize besteht. Bei ersten Anzeichen von Durchblutungsstörungen (wie Taubheitsgefühl, Kältegefühl, Blässe oder livide Verfärbung der Extremitäten) muß Embolex® NM sofort abgesetzt werden und eine konsequente Vasodilatation, z. B. mit Nitroprussid-Natrium, Dihydralazin oder Nifedipin i.v., eingeleitet werden. **Nebenwirkungen:** Gelegentlich kann es zu einem geringfügig erhöhten Gesamtblutverlust während und nach der Operation kommen. Nur in seltenen Fällen ist die Blutungsneigung deutlich erhöht. An der Injektionsstelle können sich Blutergüsse wechselnden Ausmaßes bilden, die harmlos sind. Wie nach Gabe von unfragmentiertem Heparin kann es zum Anstieg der Leberenzyme kommen. Gelegentlich tritt zu Beginn der Behandlung mit Heparin eine leichte vorübergehende Thrombozytopenie (Typ I) mit Thrombozytenwerten zwischen 100000/µl und 150000/µl im allgemeinen ohne klinische Relevanz auf. Die Behandlung kann fortgeführt werden. Selten werden Antikörper-vermittelte schwere Thrombozytopenien (Typ II) mit Thrombozytenwerten deutlich unter 100000/µl oder einem schnellen Abfall auf weniger als 50% des Ausgangswertes beobachtet. In solchen Fällen ist Embolex® NM sofort abzusetzen. Wegen dieser äußerst seltenen Nebenwirkung sollten die Thrombozyten, insbesondere in den ersten drei Behandlungswochen, regelmäßig kontrolliert werden. Nebenwirkungen wie bei einer Behandlung mit unfragmentiertem Heparin, wie Haarausfall, Azidose, Osteoporose, Priapismus, Hypotonie und Bradykardie wurden bisher nicht beobachtet, sind jedoch nicht auszuschließen. Vereinzelt kann es zu Übelkeit und Erbrechen, Schwindelgefühl, Kopfschmerzen, stenokardischen Beschwerden oder an der Einstichstelle bzw. am ganzen Körper auftretenden Überempfindlichkeitsreaktionen (z. B. allergischen Hautreaktionen mit Schwellungen, Juckreiz oder Ausschlag) kommen. **Verschreibungspflichtig.**

Wechselwirkungen mit anderen Mitteln: Bei gleichzeitiger Anwendung von Katecholaminen (wie Dopamin, Noradrenalin) kann es zu einer unerwünschten arteriellen Vasokonstriktion kommen. Embolex® NM darf wegen der möglichen Gefahr einer Verstärkung der Nebenwirkungen nicht zusammen mit anderen Ergotamin-/Dihydroergotaminhaltigen Arzneimitteln oder mit Sumatriptan angewendet werden. Hinweise zu weiteren Wechselwirkungen finden sich in der Fachinformation. **Hinweis:** Wie durch Heparin können durch Embolex® NM verschiedene klinisch-chemische Untersuchungsergebnisse verfälscht werden. **Wirkungsweise:** Unter den pathogenetischen Faktoren der postoperativen Thromboembolie dominieren die venöse Stase und eine verstärkte Gerinnungsneigung des Blutes (Hyperkoagulabilität). Embolex® NM beeinflußt beide Auslösefaktoren: Dihydroergotamin beseitigt die venöse Stase, niedermolekulares Heparin kompensiert die postoperativ erhöhte Gerinnungsneigung. Aus dem Zusammenwirken beider Komponenten resultiert eine wesentlich bessere antithrombotische Wirksamkeit im Vergleich zur alleinigen Prophylaxe mit Heparin. Das Präparat erleichtert ferner die Frühmobilisation des Patienten, da die kreislaufstabilisierenden Eigenschaften von Dihydroergotamin der Kollapsneigung nach Operationen entgegenwirken. Auch die Gefahr der postoperativen Darmatonie wird erheblich verringert. Gegenüber konventionellem Low-dose-Heparin zeichnet sich das in Embolex® NM verwendete niedermolekulare Heparin durch eine deutlich erhöhte antithrombotische Wirksamkeit und eine wesentlich längere Wirkungsdauer aus. Damit wird bei nur 1x täglicher Applikation von Embolex® NM eine hochwirksame Thromboseprophylaxe gewährleistet. **Handelsformen und Preis:** Originalpackung: 20 Ampullen à 0,5 ml (N2) DM 143,73; Klinikpackung. Alle Angaben nach dem Stand der Drucklegung: Oktober 1997.

Mono-Embolex® NM Novartis Pharma GmbH, 90327 Nürnberg
Wirkstoff: Certoparin-Natrium

Zusammensetzung: 1 Ampulle Mono-Embolex® NM (0,5 ml Injektionslösung), eine Fertigspritze Mono-Embolex® NM (0,3 ml), eine Einzeldosis Mono-Embolex® multi (0,5 ml) bzw. eine Einzeldosis aus dem Mono-Embolex® PEN (0,3 ml) enthalten: Certoparin-Natrium in der Anti-Xa-Wirksamkeit entsprechend 18 mg des 1. Internationalen Standards für Heparin niedriger Molekülmasse.
Sonstige wirksamen Bestandteile: 0,5 ml Injektionslösung Mono-Embolex® multi: Chlorocresol 0,25 mg; 0,3 ml Injektionslösung Mono-Embolex® PEN: Chlorocresol 0,15 mg. Andere Bestandteile: Wasser für Injektionszwecke. Nur bei Mono-Embolex® multi bzw. Mono-Embolex® PEN: Salzsäure (zur ph-Einstellung). Nur bei Mono-Embolex® NM Ampullen: NaCl. **Anwendungsgebiete:** Zur Verhütung von Gefäßverschlüssen durch Blutgerinnsel nach Hüftgelenksoperationen und nach allgemeinchirurgischen operativen Eingriffen im Bauchraum. **Gegenanzeigen:** Heparinallergie, aktuelle oder aus der Anamnese bekannte allergisch bedingte Thrombozytopenie (Typ II) auf Heparin, hämorrhagische Diathese, hämorrhagischer apoplektischer Insult, blutende Magen-Darm-Ulcera, Operationen am Zentralnervensystem, Endokarditis lenta, nicht eingestellte Hypertonie, schwere renale und/oder hepatische Funktionsstörungen. Mono-Embolex® sollte in der Schwangerschaft nicht verabreicht werden, da über die Unbedenklichkeit der Anwendung noch keine ausreichenden Erfahrungen vorliegen. Beobachtungen am Menschen haben jedoch keinen Hinweis darauf ergeben, daß die Anwendung von Heparin in der Schwangerschaft zu Mißbildungen führt. Klinische Erfahrungen mit Kindern liegen nicht vor. **Nebenwirkungen:** Bei Überdosierung sind Haut- und Schleimhautblutungen möglich. An der Injektionsstelle können vereinzelt Hautblutungen auftreten. Wie nach der Gabe von unfragmentiertem Heparin kann es zum vorübergehenden Anstieg der Leberenzyme kommen. Gelegentlich tritt zu Beginn der Behandlung mit Heparin eine leichte vorübergehende Thrombozytopenie (Typ I) mit Thrombozytenwerten zwischen 100 000/µl und 150 000/µl im allgemeinen ohne klinische Relevanz auf. Die Behandlung kann fortgeführt werden. Selten werden Antikörper-vermittelte schwere Thrombozytopenien (Typ II) mit Thrombozytenwerten deutlich unter 100 000/µl oder einem schnellen Abfall auf weniger als 50% des Ausgangswertes beobachtet. In solchen Fällen ist Mono-Embolex® sofort abzusetzen. Wegen dieser äußerst seltenen Nebenwirkung sollten die Thrombozyten insbesondere in den ersten drei Behandlungswochen regelmäßig kontrolliert werden. In Einzelfällen wurde über an der Einstichstelle oder am ganzen Körper auftretende Überempfindlichkeitsreaktionen (z.B. allergische Hautreaktionen mit Schwellungen, Juckreiz oder Ausschlag) berichtet. **Verschreibungspflichtig.**

Hinweis: Wie durch unfragmentiertes Heparin können durch Mono-Embolex® verschiedene klinisch-chemische Untersuchungsergebnisse verfälscht werden.
Darreichungsform, Packungsgröße und Preis: Originalpackungen: Mono-Embolex® NM 20 Ampullen (N2) DM 155,96; 10 Fertigspritzen (N1) DM 104,05; 20 Fertigspritzen (N2) DM 200,28; Mono-Embolex® multi: 1 Flasche à 30 Einzeldosen erh. ab Jan. '98; 5 Flaschen à 30 Einzeldosen DM 658,04; 1 Mono-Embolex® PEN (N1) zu je 10 Einzeldosen à 0,3 ml DM 119,50; Klinikpackung. Alle Angaben nach dem Stand der Drucklegung: Oktober 1997

Sachverzeichnis